JN009040

発達段階を考えた
アセスメントにもとづく

小児
看護過程

第2版

茎津智子 編著

医歯薬出版株式会社

編　集

茎津　智子　京都光華女子大学　健康科学部看護学科　教授

執　筆

加藤　依子　北海道医療大学　看護福祉学部看護学科　講師

工藤　悦子　日本医療大学　保健医療学部看護学科　准教授

茎津　智子　編集に同じ

草薙　美穂　日本医療大学　保健医療学部看護学科　教授

田中さおり　天使大学　看護栄養学部看護学科　准教授

宮部麻衣子　社会医療法人母恋　天使病院看護部

守口　絵里　京都光華女子大学　健康科学部看護学科　准教授

山本　裕子　京都光華女子大学　健康科学部看護学科　講師

This book is originally published in Japanese
under the title of :

Hattatsudankai-o Kangaeta Asesumento-ni-motozuku
Shouni Kango Katei

（Child Nursing Process grounded on
Growth and Development Assessment）

Editor :
Kukitsu, Tomoko
　Professor, Kyoto Koka Women's University

© 2012　1st ed.
© 2021　2nd ed.

ISHIYAKU PUBLISHERS, INC.
　7-10, Honkomagome 1 chome, Bunkyo-ku,
　Tokyo 113-8612, Japan

はじめに

　子どもや家族を取り巻く社会環境には，本書初版が刊行された約10年前と比べてもさまざまな変化がみられます．子どもの健康問題では，食生活，生活習慣などの変化とともに，生活習慣病，思春期のやせの問題など，さらに，子どものこころの問題では，うつや自殺，ネット依存など，より複雑化した課題も出てきております．児童虐待は増加の一途を辿り，時には痛ましい事件へと発展するケースもあとを絶ちません．そのなかで小児看護に携わる看護職が果たす役割も，病院，地域などと，さまざまな場面に拡大しています．看護職には，子どもの健やかな成長，発達のために，その時代に生きる子どもと家族に何が起こっているのか，何が必要とされているのかを見極め，行動することが求められています．

　小児看護において子どもと家族の状況を理解し支援するためには，つねに子どもの発達段階をふまえた総合的な視点からアセスメントすることが求められています．多くの看護基礎教育の現場で活用されている，ゴードンを基盤としたアセスメントを主軸とした本書の初版を，多くの方にご活用いただき，たいへんうれしく思っております．

　このたび，第2版への改訂にあたって全体を見直し，看護過程の事例展開では，アセスメントにおける重要なポイントを示す〈ワンポイントアドバイス〉を初版より多く取り入れました．また，初版の5事例に3つの事例を加え，合わせて8事例を紹介します．とくに，小児がんの事例は，発症がわかった時期の事例に，長期化する治療を受けている時期の事例をあらたに加え，アセスメントの視点が変化することも意識した構成としました．

　本書が，子どものアセスメントを理解するために，小児看護を学ぶ看護学生，また実践されている方々に今後も広く活用していただければ幸いです．

2021年8月

京都光華女子大学健康科学部看護学科

茎津　智子

もくじ

第 1 章
小児看護における看護過程
(茎津智子) 1

1	小児看護の変遷	2

2	小児看護の目標	3

❶ 小児看護におけるキーワード ……… 3
❷ 小児看護の目標 ……… 4

3	小児看護における看護過程の展開	5

❶ 看護過程とは ……… 5
❷ 小児看護における看護過程の特徴 ……… 5
　(1) アセスメント ……… 5
　(2) 看護問題の明確化 ……… 5
　(3) 計画立案 ……… 7
　(4) 実施（看護介入） ……… 7
　(5) 評価・修正 ……… 7

4	ゴードンの機能的健康パターンを用いたアセスメント	8

❶ ゴードンの機能的健康パターンとは ……… 8
❷ 小児看護への応用 ……… 8
❸ 機能的健康パターンによる小児のアセスメントガイド ……… 11
❹ アセスメントプロセス ……… 20
❺ 情報収集の実際 ……… 21
　(1) 面接（インタビュー） ……… 21
　(2) 観察 ……… 24

第2章
小児の看護展開に必要な基本知識

（茎津智子）25

1 子どもの成長・発達 26

❶ 成長・発達の概念と一般原則 26
　（1）発達の方向性 26
　（2）発達の連続性 26
　（3）発達の臨界期 26
　（4）発達の個人差 26
❷ 小児各期の成長・発達の特徴 27
　（1）乳児期（生後1カ月から1年未満） 27
　（2）幼児期（1歳から6歳） 29
　（3）学童期（6歳から12歳） 29
　（4）思春期（12歳から18歳） 30

2 病気・入院への子どもの理解 31

❶ 乳児期 31
❷ 幼児期 31
❸ 学童期 32
❹ 思春期 33

3 子どもの病気・入院と子どもの権利 34

❶ インフォームドコンセント，インフォームドアセント 34
❷ プレパレーション 34
❸ 家族とともに過ごすこと 36
❹ 遊びや教育が保障されること 36

v

第 **3** 章

小児の看護過程の実際 ── 事例展開   39

イントロダクション ……………………………………………………………………………（茎津智子）40

    （1）事例紹介 ……………………………………………………………………………………… 40

    （2）アセスメント（情報の解釈，判断）………………………………………………………… 40

    （3）看護問題の明確化 …………………………………………………………………………… 40

    （4）関連図 ………………………………………………………………………………………… 40

    （5）看護介入のポイント ………………………………………………………………………… 40

事例**1** 急性胃腸炎で入院となった A ちゃん ………………………………（工藤悦子）41

事例**2** はじめての入院で手術を受ける B くん ……………………………（草薙美穂）53

事例**3** 潰瘍性大腸炎により長期療養が必要となった C くん …………………（田中さおり）64

事例**4** 医療的ケアを必要とする在宅療養の D くんとその家族 …………（宮部麻衣子）76

事例**5** ネフローゼ症候群により新たなセルフケアが必要となった E くん ……（山本裕子）89

事例**6** 気管支喘息治療中の発作出現により入院となった F ちゃん ………（守口絵里）100

事例**7** 小児がんの発症がわかった G くん ……………………………………（加藤依子）110

事例**8** 長期化する小児がんの治療を受けている G くん ………………………（加藤依子）123

索引 ………………………………………………………………………………………………137

本文デザイン・装丁：Isshiki

第1章

小児看護における
看護過程

小児看護の変遷

　小児看護の歴史を概観すると，最初に医学のなかで小児科学が独立したのが明治時代の1890年代後半である．その頃の看護は，「小児病看護法」として，おもに疾病や各診療科に対する看護法の範囲を取り扱い，医師の診療を補助する役割が中心であった．また，小児を対象とする観察など看護の重要性を述べた「看護の栞」なども出版されたが，これらは医師により書かれたもので，看護教育も医師によって行われていた[1]．いわゆる小児科診療を補助する役割を中心とした時期が長く，入院時の子どもには，おもに家族が付き添い世話をするという状況であった．

　看護教育が，それまでの診療科別看護から対象に焦点をあてた看護へと転換したことに伴い，1968（昭和43）年の看護教育カリキュラム改正施行によって，小児看護も小児を対象とする看護として独立した．また，看護法は看護学となり，小児看護学が独立した分野として誕生した．これらの背景には，1965（昭和40）年にわが国で最初の小児病院である国立小児病院（現国立成育医療研究センター病院）が開院し，小児の発達や生活を視野に入れた看護を展開することが目指されたことがあげられる．この頃が，看護教育や小児医療，小児看護学の転換期であった．

　一方，1970年代頃まで，病児の世話は，家族ではなく専門職である看護師が中心に行うことが望ましいという考えのもと，小児病院でも親の面会が週数回のみに制限される状況もあった．しかし，この面会制限は，子どもが最もつらい時期に親から引き離すことになるため親子分離の弊害も指摘されるようになった．これらは，子どもと家族にとっての入院環境の望ましいあり方を検討する機会へとつながった．

　その後，看護教育におけるカリキュラム改正が繰り返されるなかで，専門職としての問題解決能力が重要視されるようになり，看護計画，看護過程という概念で看護実践を考えるようになった．

　さらに，子どもの権利条約の発効，批准を通して，子どもの権利という視点からも小児看護のあり方を考える時代を迎えた．

　このように，時代が経過するなかで，子どもが病気・入院という状況に置かれていても，子どもと家族の発達や生活の質が保障されること，子どもと家族が納得して治療や療養に取り組めること，また根拠にもとづいた看護が行われることを目指した小児看護へと発展してきたのである．近年，子どもと家族がかかえる問題が社会の動向とともに複雑化し，臨床の看護実践にとどまらず，地域での支援など，あらゆる場面での支援が求められるようになってきている．そこで，子どもと家族の状況を適切な視点でアセスメントし，看護を提供することがますます重要といえる．

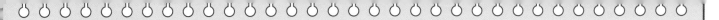

2 小児看護の目標

社会や生活背景の変化に伴い，現代の子どもと家族がかかえる健康問題は，子ども時代からの生活習慣病の問題，子どもの不慮の事故，こころの問題，虐待など，さまざまである．また，小児期の疾病が慢性化したり，晩期合併症をきたしたりするなど，長期にわたる複雑な課題をかかえることも少なくない．このように，乳幼児期，学童期，思春期，青年期，成人期にわたって，長期的な支援が必要とされる課題も増えてきている．

子どもと家族を対象とする小児看護のキーワードおよび小児看護の目標を以下に概観する．

❶ 小児看護における キーワード

小児看護では，子どもと家族を包括的にとらえ実践することが重要となる．そのためのキーワードとなるのが〈発達〉〈健康〉〈生活〉〈家族〉である．

🖉発達

子どもの特徴を最もよくあらわすキーワードのひとつが「発達」である．子どもは，発達段階によって心身のあらゆる点において機能的に未熟な部分があると同時に，疾病をかかえている場合であっても，つねに発達段階に合わせたケアが必要となる．たとえば，身体機能の未熟性として消化吸収能力を考えると，胃や腸の形態，機能など，時期によって成人と異なるさまざまな特徴をもつ．

小児看護の目標のひとつは，子どもの健やかな発達を促すことである．健やかな発達とは，どのような健康レベルであっても，子どもそれぞれの発達を理解し，発達を保障することである．つまり，子どもは決して大人のミニチュアではないことを理解した発達の支援が求められている．発達の具体的な特徴については，第2章を参照されたい．

🖉健康

看護師は，健康に関する問題を取り扱う専門職であるが，小児看護においてもあらゆる健康レベルに対して，子どもと家族を支援することが求められている．子どもと家族がその人らしく生きること，また，時には，避けることのできない死に直面することをも含めた支援も必要となる．

子どもの健康を考えるときには，子どもは物理的，生物的，人的な環境からさまざまな影響を受けやすい存在であることを理解する必要がある．あわせて，社会的，文化的な価値，その背景も，子どもの心身の発達や健康に影響を及ぼすことを理解しなければならない．

🖉生活

対象となる人びとの健康と生活への視点は，看護における重要なキーワードである．小児看護においても，子どもが健康であるため，発達が保障されるためには，生活がどのようにあるべきなのか，生活の質が保障されるとはどのようなことなのかといった視点が重要となる．子どもの発達には，環境が重要な意味をもつが，とくに子どもを取り巻く家族の状況や考え，価値，行動は，子どもの生活のあらゆる面に影響を及ぼす．

子どもと家族が納得できる生活とは何なのかを問いながら看護が行われなければならない.

🖊家族

子どもと親は，愛着という強い絆で結ばれており，他には類をみない関係である．この関係が健全で安定したものとして築かれることは，子どもの発達，健康な生活に重要である．小児看護が子どもを対象としながらも，つねに家族を視野に入れるゆえんでもある.

また，発達途上にある子どもは，生存そのものを時に他者にゆだねざるをえない存在である．たとえば乳児期は，食べること，排泄すること，心地よく休息すること，眠ることなど，安心して過ごすために，あらゆることを依存している状態である．その後，基本的生活習慣を獲得し，活動が拡大し，自立へ向かうという発達の過程のなかでも，家族のあり方やかかわり方が，発達や健康に直接的な影響を及ぼすことになる.

さらに，家族にも発達課題があり，子どもの存在に影響を受けながら，家族の役割，機能などが変化する．小児看護では，子どもにとっての家族の存在の意味は大きく，子どもの看護を行ううえで重要な存在として考えていかなければならない.

❷ 小児看護の目標

小児看護におけるキーワードをふまえ，小児看護が目指すべきことは以下にまとめられる.

- ・子どもの健全な成長・発達を促すこと
- ・子どもの疾病を予防し，健康の維持・増進がはかられること
- ・子どもの健康の回復，心身の苦痛が緩和されること
- ・子どもが安全で安心した環境のなかで発達し生活すること
- ・家族全体が発達する機会となること

以上のように，小児看護における目標を達成するためには，家族全体を視野に入れ，子どもが安全で安心できる環境のなかで育まれ，健康な生活が保障されることを目指した看護の実践が求められている.

3 小児看護における看護過程の展開

❶ 看護過程とは

　看護過程とは，包括的また系統的に集められた情報から，対象のニーズおよび解決を必要としている健康問題を明らかにし，問題解決のための目標設定・計画立案，看護介入，評価を行う一連の活動である．看護過程は，起こっている状況や問題を確認する段階と，計画，実践，評価することで問題を解決する段階から成り立っている．

　問題を確認する段階では，アセスメントといわれる情報収集，情報の整理，分析，判断を行い，そして看護問題を明らかにする．また，問題を解決する段階では，看護の方向性および解決方法を具体的に検討する目標設定，計画立案，看護介入，さらに看護介入や目標に対する評価を含み，これら一連の活動が看護実践として展開される（**図 1-1**）.

❷ 小児看護における看護過程の特徴

（1）アセスメント

　アセスメントは，対象にとって解決すべき看護問題を明らかにして適切な援助を実践するために，看護過程のなかでも重要な段階に位置づけられる．アセスメントに含まれる要素は，情報収集，情報の整理，解釈・分析，さらに看護問題を判断することである．情報収集においては，情報を系統的，意図的に収集しなければならない．そして，客観的で科学的，論理的に分析・判断する必要がある．

　つまり，アセスメントは，対象に何が起こっているのか，その原因や誘因は何か，それは対象にどのような影響を与えるものか，それは看護として解決しなければならない問題であるか否かを含め，分析，判断することである．

　小児看護における情報収集では，子どもの様子や状態を把握するために，子どもの訴えや啼泣などの主観的な情報と同時に，観察や測定などによる客観的な情報が重要となる．つまり，バイタルサイン，フィジカルアセスメント，検査データ，表情，体位，動作，態度，排泄物，吐物，分泌物などの情報である．その他，診療記録や看護記録，母子健康手帳は，子どもの発達の経過や予防接種など，養育者の保健行動を知る手がかりとなる．

　また，子ども本人から得られる情報のみでなく，家族からの情報も重要なものとなる．とくに乳幼児期の子どもであれば，病状の経過，生活の変化や影響などを言語で伝えることには限界がある．そこで，家族からの情報が重要となる．家族からの情報は，子どもの様子を知るうえで重要であるばかりではなく，養育者の養育状況や保健行動を把握するうえでも重要なものとなる．これらは，子どもの発達や健康の維持・増進に及ぼす問題がないかどうかを判断するうえで大切な情報となる．

（2）看護問題の明確化

　アセスメントにおいて最も重要なことは，系統的に

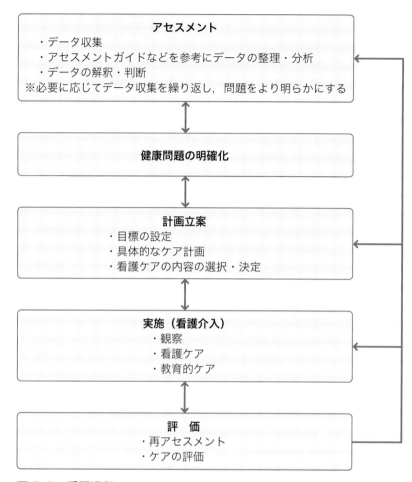

図 1-1　看護過程

収集された情報をもとに，子どもと家族に起こっている看護問題を明らかにすることである（看護問題の明確化，看護診断）．小児看護におけるおもな看護問題として，次のようなことがあげられる．

・子どもにとって苦痛となっていること
・症状や疾病などにより，子どもの生活が妨げられていること
・成長・発達を阻害していること（子ども自身の疾病，養育者の養育態度や保健行動などの要因）
・病気や疾病により，生活への再適応を考えなければならないこと

・不適切な，または好ましくない生活習慣や保健行動により健康問題を引き起こしていること，または起こすことが予測されること
・子どもの病気，入院が養育者や家族に影響を及ぼしていること，または及ぼすことが予測されること

小児看護は，子ども自身の病気や症状による苦痛とともに，子どもの病気や入院が家族にどのような影響を及ぼしているのかを明らかにし，時に家族に対しても問題解決のための援助を考えなければならない．子どもの病気や入院は，家族の危機的状況を招きやすい

場面であり，家族は多大な困難を感じることも少なくない．小児看護においては，つねに家族にも視点を向け，援助を考えなければならない．

一般的に，子どもの生命の安全を脅かす問題や緊急度の高いこと，現在は顕在化していなくても，今後，子どもや家族の健康や生活に及ぼす影響が大きいと考えられることが，優先度が高い看護問題となる．

（3）計画立案

✏️目標設定

目標設定は，解決すべき方向，改善すべき方向が具体的に示されるものでなければならない．身体的な苦痛の緩和・改善，生活習慣の見直しの必要性，または新たな生活への適応のために何を目指すのかを明確に示すものでなければならない．

目標には，緊急性や優先度が高く，数日から1週間程度で解決すべき短期的な目標と，新たな療養行動の獲得や生活習慣の見直しなど本人や家族が継続的に解決していく中・長期的な目標がある．

目標は，解決や改善への方向性を具体的にイメージでき，子どもや家族を動機づけるものでなければならない．

✏️計画立案

目標を設定したら，問題解決に向けて看護介入の方法を具体的に考える．計画立案は，目標を達成するための具体的な看護活動であり，可能な資源を明らかにし，具体的で，本人，家族，看護者が実行可能なものであることが重要である．

問題解決のための看護介入には，ケア実施前後の観察や確認事項などに関する計画（observation plan；OP），問題解決のために実施するケア計画（treatment plan；TP，または care plan），教育的な計画（education plan；EP）があり，これらを意識して計画に記載するとわかりやすい．

また，子どもだけではなく，家族が適切な保健行動を実施できることを目指す内容が含まれる場合も多い．とくに子どもが年少の場合には，家族がケアに参加できる場面をつくることも大事になる．つまり，家族のエンパワメントを向上させるための視点をもつことが重要となる．これらは，子どもがより健康であること，発達が保障されることを意識したもので，小児看護の実践における特徴である．

（4）実施（看護介入）

実施（看護介入）にあたっては，科学的根拠（エビデンス）のあるケアを安全に正確に確実に行うことが重要である．また，身体機能や認知レベルなどの発達段階をつねに考慮し，適切なタイミングと方法で行われなければならない．

また，小児看護には，病気や症状による苦痛の緩和とともに，発達に応じた生活援助そのものもあわせて行われるという特徴がある．

看護は，子どもと家族の強みに注目し，時には家族の参加を促し，家族の自助を促進させるものであることが大切である．家族のエンパワメントを向上させるためには，子どもや家族が起こっている状況や問題に気づき，参加し，意思決定し，行動できるようになるよう支援することが重要である．

（5）評価・修正

評価は，アセスメントからの一連のプロセスをみる視点と，目標の達成，つまり，看護問題が解決・改善されたのか，どのようなケアが効果的であったのかなどをみる視点から行わなければならない．

評価の結果をふまえ，必要に応じて新たな情報を加えたうえで再アセスメントを行い，目標または計画などを変更・修正することになる．

以上，小児看護における看護過程は，子どもの発達段階を考慮したものであること，子どもにとって大きな存在である家族を含めたアセスメントが必要であることが特徴となる．

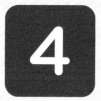

4 ゴードンの機能的健康パターンを用いたアセスメント

　看護過程のなかで，アセスメントの段階はとくに重要である．本書では，ゴードンの機能的健康パターンをアセスメントの指針として活用することで系統的，意図的な情報収集を行い，小児看護における看護過程を展開していく．

❶ ゴードンの機能的健康パターンとは [2, 3]

　ゴードン（Gordon M）は，機能的健康パターンの開発にあたって，系統的，組織的にアセスメントができること，さらに，アセスメントから看護診断まで一貫性のある枠組みを作成することを目指した．健康の観点からみて，年齢，性別，社会的背景が違っても，人間に必要とされる機能には類似性や共通性があることに注目し，その共通性を整理することで人間全体をとらえることができると考えた．そこでゴードンは，健康や生活に関連する人間の統合された機能を，11の機能的健康パターンとして整理した（**表 1-1**）．これら 11 の機能的健康パターンは，個人のアセスメントのみならず，家族や地域社会にも活用できるとしている．

　またゴードンは，“機能的”について，一般的な生物学的機能，心理社会的機能などのように，単発的なある機能を示すのではないと強調している．たとえば，活動−運動パターンは，日常生活全般の家事，仕事，レクリエーションなどの活動，さらには心臓，呼吸，神経系が大切な要素として含まれている．つまり，人間が生活のなかで「活動する」ということは，

日常生活における行動とともに，日常生活動作を行うための運動機能や能力，活動に関連する循環器や呼吸器の働きはどうかといったことを含めた，統合された機能であると述べている．

　また，人間は環境や文化から影響を受けて，発達を続けている存在であり，それらはつねに機能的健康パターンに反映されるとしている．整理された機能的健康パターンにより，年齢や性別に関係なく，統合された機能をもつ人をアセスメントすることが可能であるとしている．

　さらに，これらの 11 の機能的健康パターンは，人間の統合された機能を人為的に分類したものであるため，各機能的健康パターンは相互に関係し，作用し合うものであるとしている．

　このように，ゴードンの示した機能的健康パターンは，人間が健康的に生活するという視点からアセスメントする指針として有用であるといえる．また，ゴードンは，この機能的健康パターンにもとづいてアセスメントをすることで，機能障害的パターンとして看護診断に直結することを示している．

❷ 小児看護への応用

　ゴードンは，機能的健康パターンはどのような年齢であっても，発達段階の基準に照らすことでアセスメントに活用できるとし，小児のアセスメント指針も提示している．

　本書でゴードンの機能的健康パターンをアセスメン

表 1-1　ゴードンの 11 の機能的健康パターン

健康知覚-健康管理パターン	クライエントが知覚している健康とウエルビーイングのパターン, 健康管理の方法を表す.
栄養-代謝パターン	代謝に必要な飲食物の消費についてのクライエントのパターンと身体各部への栄養供給状態がわかるパターン指標を表す.
排泄パターン	排出機能（腸, 膀胱, 皮膚）のパターンを表す.
活動-運動パターン	運動, 活動, 余暇, レクリエーションのパターンを表す.
睡眠-休息パターン	睡眠, 休息, くつろぎのパターンを表す.
認知-知覚パターン	感覚-知覚と認知のパターンを表す.
自己知覚-自己概念パターン	クライエントの自己概念パターンと, 自己に関する知覚（たとえば, 自己観や価値, ボディイメージ, 感情状態）を表す.
役割-関係パターン	役割任務と人間関係についてのクライエントのパターンを表す.
セクシュアリティ-生殖パターン	セクシュアリティパターンに対する満足と不満足についてのクライエントのパターンを表す, 生殖パターンを表す.
コーピング-ストレス耐性パターン	クライエントの全般的なコーピングパターンと, そのパターンの有効性をストレス耐性との関係で表す.
価値-信念パターン	価値, 信念（宗教的信念を含む）, クライエントの選択や決定の手引きとなる目標についてのパターンを表す.

(Gordon M（1994）：Nursing Diagnosis Process and Application. 3ed, Mosby. ／ 松木光子, 他訳（1998）：看護診断その過程と実践への応用. 医歯薬出版. p82.）

ト指針として採用した理由は, ゴードンの機能的健康パターンが, 人間の統合された機能に注目していること, 臨床的な視点とも関連しやすく, 子どもや家族の保健行動や生活, 疾病による影響をとらえていく視点として活用しやすいことである.

しかし, ゴードンが示した小児のアセスメント指針は, 乳幼児期を中心としたもので, 学童期, 思春期のアセスメント視点についてはほとんど触れられていない. そこで, 小児看護が対象とする乳児から思春期にあたる発達段階の特徴をふまえた視点をゴードンの機能的健康パターンの内容をもとに整理した.

また, 子どもの健康や生活は, 養育者や家族の考えや価値から大きな影響を受ける. とくに乳幼児期では顕著である. つまり, 機能的健康パターンに影響を与える因子として, 発達段階はもちろん, 環境因子のひとつとして家族の影響についても意識しなければならない. そこで, 養育者や家族の考え方や価値に影響を受けやすい機能的健康パターンについては, 把握すべき家族の状況の視点も含めて整理することで, 小児看護に活用しやすくなると考えた.

以上, 小児看護にゴードンの機能的健康パターンを用いたアセスメントから看護実践までの一連の看護展開のイメージを**図 2-2** に図式化した.

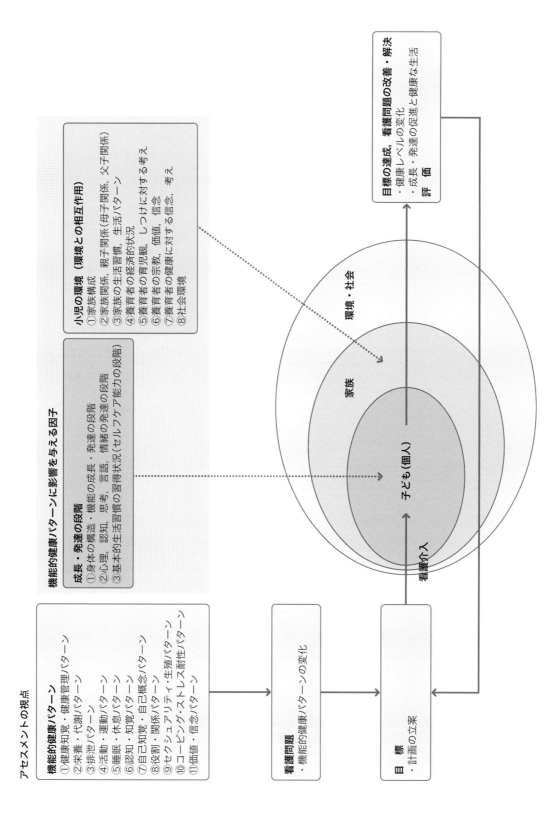

アセスメントの視点

機能的健康パターン
①健康知覚・健康管理パターン
②栄養・代謝パターン
③排泄パターン
④活動・運動パターン
⑤睡眠・休息パターン
⑥認知・知覚パターン
⑦自己知覚・自己概念パターン
⑧役割・関係パターン
⑨セクシュアリティ・生殖パターン
⑩コーピング・ストレス耐性パターン
⑪価値・信念パターン

看護問題
・機能的健康パターンの変化

目標
・計画の立案

成長・発達の段階　機能的健康パターンに影響を与える因子
①身体の構造・機能の成長・発達の段階
②心理、認知、思考、言語、情緒の発達の段階
③基本的生活習慣の習得状況（セルフケア能力の段階）

小児の環境（環境との相互作用）
①家族構成
②家族関係、親子関係（母子関係、父子関係）
③家族の生活習慣、生活パターン
④養育者の経済的状況
⑤養育者の育児観、しつけに対する考え
⑥養育者の宗教、価値、信念
⑦養育者の健康に対する信念、考え
⑧社会環境

環境・社会

家族

子ども（個人）

看護介入

評価　目標の達成、看護問題の改善・解決
・健康レベルの変化
・成長・発達の促進と健康な生活

図1-2　小児看護における機能的健康パターンを基盤とした看護展開

❸ 機能的健康パターンによる小児のアセスメントガイド

　ゴードンの機能的健康パターンをもとに作成した小児用のアセスメントガイドを**表1-2**に示した．各機能的健康パターンを判断するための具体的な情報収集の視点を，乳児から思春期までの発達段階に沿って示した．また，乳幼児の生活と健康は，養育者による影響が大きいことを考慮し，養育者から収集すべきおもな情報についても示した．

　以下に，各機能的健康パターンにおけるおもなアセスメントの視点について述べる．

✎健康知覚−健康管理パターン

　これは，健康について自覚や認識していること，健康の維持・増進に対する考えや行動に関することである．

　乳幼児の場合，健康管理の多くを養育者に依存している段階であり，子どもの健康に対する養育者の認識や管理方法を明らかにする．予防接種に対する養育者の考えや接種状況なども保健行動を知るうえで重要な情報となる．

　また，子ども自身の健康への関心や行動に関しては，各年齢での基本的生活習慣の獲得段階とあわせて判断する．幼児期，学童期では，手洗い，歯磨き習慣の様子，それらに対する行動や反応，親の対応について確認する．学童期，思春期では，タバコ，アルコールなどへ興味や関心を示す時期であり，必要時には，それらに対する行動や周囲の大人や仲間からの影響を確認する．

　疾病などをもっている場合，病気や入院の理解や入院による反応，服薬行動や反応も含まれる．

✎栄養−代謝パターン

　これは，生命維持や発達のための食物摂取，代謝，栄養状態に関することである．

　乳幼児期までは，食物の形態が乳汁から固形物まで変わっていくが，発達段階に応じた適切な食物形態であり，栄養が適切に確保されているのかを確認する．発達段階に合った嚥下機能や咀嚼機能なども栄養摂取には重要な情報となる．

　栄養状態を判断するには，関連する検査データ，発育の経過，指数などによる発育評価が重要な指標となる．子どもは，基礎代謝維持ための栄養以外に，成長のために多くの栄養を必要としており，体重あたりでは成人よりも多くのエネルギー，栄養素を必要としている．これらをふまえ，月齢や年齢に合った体重あたりの適切なエネルギーを確保できているかを確認する．また，養育者の嗜好や食習慣が，子どもの食習慣，偏食にも影響を与えることを念頭に置いて確認しなければならない．

✎排泄パターン

　これは，排泄機能，排泄習慣に関することであり，生理学的機能として腎機能や消化機能なども含め確認する．年少児は腎機能などが未熟であるため，前述の栄養−代謝パターンの情報ともあわせて検討する．検査データとしては，腎機能を示すデータや電解質バランス，水分出納バランスを確認する．

　また，幼児期は，おむつを使用した排泄から自立した排泄行動への移行期にあたり，トイレットトレーニングの状況も発達段階との関連で重要な項目となる．養育者がどのような考えや態度でトイレットトレーニングを行っているかなども，子どもの排泄習慣や排泄行動に影響を与える．これらの養育者の考えなどは，しつけ行動などともあわせて，健康知覚−健康管理パターンとも関連する．

活動-運動パターン

これは，活動，運動，レクリエーションを含めた生活全般に関する活動やその能力に関することである．

これらに関連する運動機能や能力は発達段階により違いが大きく，一方で，発達状況を示す指標ともなる．子どもの運動機能や能力は，食事，睡眠，排泄などのパターンに関連する基本的生活習慣の獲得とも大きな関連がある．

発達状況を知るうえでは，遊びや 1 日の活動の様子なども重要な情報となる．このパターンには，活動を維持するための呼吸，循環機能を示すデータも重要な指標となる．

睡眠-休息パターン

これは，日常生活を維持するための睡眠，休息の習慣やパターン，およびその質や量に関することであり，適切な睡眠・休息をとれているか否かを確認する．

乳幼児は，月齢や年齢にふさわしい睡眠時間や睡眠パターンに加え，睡眠・休息がとれる環境であるかどうかも重要な情報となる．また，子どもの睡眠・休息は，養育者の生活習慣からも影響を受けるため，養育者の生活習慣や睡眠習慣も重要な情報となる．

認知-知覚パターン

これは，視覚・聴覚・触覚・味覚などの各感覚器の発達，および認知，思考に関することである．感覚器機能の発達については，子どもの反応，ふだんの様子に関する養育者からの情報が重要となる．

認知，思考に関連する機能は，発達段階により違いが大きく，発達段階の特徴をふまえて確認する必要がある．また，乳幼児の場合は，認知，知覚に関する反応，コミュニケーションの手段やその特性をふまえた判断が必要となる．たとえば，人見知りの出現は，他者と自己を区別することや，他者のなかでも重要他者を特別な人として認知できるようになったことを表す

情報となるなど，発達段階を考慮して確認する．

自己知覚-自己概念パターン

これは，自分自身に対する認識，ボディイメージなどに関することである．

乳児の場合，自己と他者の区別をどのように認識しているかという問題から始まるが，明確な情報を得ることは難しい．しかし，乳児期の養育者との愛着や基本的信頼関係がどのような状況であるかなどは，子どもの自己概念の発達に大きな影響を与える．そのため，親の養育態度や子どもへのかかわり方もあわせて確認することが重要になる．

また，このパターンは，家族関係から仲間関係へと関係性を拡大していく学童期の子どもや，アイデンティティ確立の時期にあたる思春期の子どもにとっては，自己に対する肯定感や劣等感，アイデンティティ，ボディイメージなどの問題としても重要な項目となる．

役割-関係パターン

これは，人間関係や役割に関することである．

乳幼児期の場合，養育者やきょうだいとの関係が中心となる．また，家族内における子どもの存在の位置づけに関する養育者からの情報も重要となる．

学童期，思春期の場合は，家族以外の友人関係における本人の役割や位置づけについて，本人がどのように考え認識しているかといったことも含まれる．

このパターンは，自己知覚-自己概念パターンとも相互に関係し，時には，養育者自身の家族内での役割や位置づけも重要な情報となる．

セクシュアリティ-生殖パターン

これは，セクシュアリティに関する満足または不満足のパターンと生殖パターンであり，生殖パターンには生殖能力と生殖そのものが含まれる．

小児期は，生殖器や生殖機能の発達に関する問題を

中心に，乳幼児期では第一次性徴，性染色体異常の有無，成長に伴う性別の意識や性への関心に関することを確認する．

学童後期から思春期は，第二次性徴として生殖機能の著しい発達の時期であり，第二次性徴の発現時期，初潮年齢，月経周期，精通現象に関することも必要に応じて確認しなければならない．また，性への関心，性意識や性役割に関する考えや価値も含まれる．近年はLGBTQに関する性自認の問題もクローズアップされているが，これらは先に述べた自己知覚–自己概念パターンとも関連する．

✐ コーピング–ストレス耐性パターン

これは，全般的なコーピングやストレスへの耐性，対処方法に関する状況や自己の認識を含むものである．

乳幼児の場合，子どもにストレスとなる状況が存在するかどうかを含めて判断する必要がある．また，発達段階による子どものストレス反応を理解し，どのような反応があるのかを判断すべきである．啼泣する，抵抗する，怒るなど，表現による反応は比較的わかりやすく，とらえやすい．しかし，どのように表現したらよいのかわからない，表現してもよいということがわからない子どもも少なくなく，何事もないような様子を示す場合もある．これらを十分に理解して判断することが大切となる．子どものストレス反応は，養育者や周囲の大人の言動にも影響を受けやすいため，養育者などの考えや子どもへの対応の様子を確認する．

✐ 価値–信念パターン

これは，選択や意思決定などを導くものとして，個人の価値，信念，目標としていることを示す．

乳幼児期は，養育者の影響を受けやすく，養育者の言動や考えが，子どもの将来の価値，信念，道徳観などに影響を与える．そのため，養育者の子育てやしつけに関する考え，価値を明らかする．また，養育者の

養育態度全般からも判断することができる．

学童期，思春期は，子どもなりの考えや大事にしたいと思っていること，希望や目標について確認することが重要となる．養育者と子どもで，治療の選択に関する考えや希望が異なることもあり，それを調整するためにも，学童期以降では子どもの考えを明らかにする必要がある．

ここまでがゴードンの11の機能的健康パターンに沿った項目である．

✐ 機能的健康パターンに影響を与える因子

これは，小児看護において機能的健康パターンに沿ってアセスメントする際に，「発達の段階」と「環境（とくに養育者，家族）」をとくに考慮しなければならないことを意識するために，追加で示すものである．

「成長・発達の段階」には，対象である子どもの年齢を考慮したうえで機能的健康パターンを判断すべきであるということが示されている．

「小児の環境」には，各機能的健康パターンで述べた，家族の情報を意図的に確認すべき事項が含まれている．

表 1-2　ゴードンの機能的健康パターンをもとに作成した小児用アセスメントガイド

機能的健康パターン	アセスメントのための情報
健康知覚 －健康管理パターン 健康についての自覚，認識，健康の維持・増進に対する考えや行動に関すること	［乳　児］ 1）出生時の状況 ・在胎週数，分娩状況，アプガースコアなど 2）発達歴・既往歴 ・成長・発達の経過 ・病気の既往，感染症の有無 ・受診歴 ・アレルギーの有無（食物，薬物など） 3）保健行動 ・清潔習慣 ・ワクチンの接種状況（B 型肝炎，四種混合，BCG，麻疹・風疹など定期接種および任意接種） ・服薬管理 ［幼　児］ 1）出生時の状況 2）発達歴・既往歴 ・成長・発達の経過 ・病気の既往，感染症の有無 ・受診歴 ・アレルギーの有無（食物，薬物など） 3）現病歴，病気の理解など 4）健康習慣・保健行動 ・沐浴・入浴などの回数 ・歯磨き，手洗い，うがいの習慣，それらに対する意識と思い（実施の有無，嫌がらず行うかなど） ・健康や身体に対する認知 ・ワクチンの接種状況（B 型肝炎，四種混合，BCG，麻疹・風疹など同上） ・服薬管理 ［学童・思春期］ 1）発達歴・既往歴 ・病気の既往，服薬管理 ・受診歴 ・アレルギーの有無（食物，薬物など） 2）現病歴，病気の理解，受け入れ状態 3）健康習慣・保健行動 ・歯磨き，手洗い，うがいの習慣 ・健康や病気に関する関心，知識，理解の内容 ・対処行動として実施していること（運動，食事など本人が意識していることなど） ・ワクチンの接種状況（定期接種，任意接種など） 4）嗜好品 ・タバコ，アルコール，薬物などへの関心，知識，習慣性 5）養育者の健康管理 ・養育者または第三者から生活習慣などで影響を受けていること（食事，健康行動，喫煙，飲酒などに対する考えなど） ・養育者の健康習慣などに対する本人の考え ※乳幼児は健康に関する状況を養育者に依存するため，養育者からの情報が重要 ・養育者の保健行動と認識，健康に対する考え（食生活，清潔習慣，サプリメントなど） ・養育者の喫煙の有無 ・子どもが病気のときなどの受診行動，保健行動

（つづく）

栄養-代謝パターン 生命維持や発達のための栄養・代謝, 栄養状態に関すること	[乳幼児] 1) 食生活の状況 　・乳汁（母乳・人工乳），離乳食，幼児食，間食などの内容 　・発達段階に適した栄養形態か 　・食生活パターン 　・食行動の自立状況 2) 食事摂取量 　・食欲 　・普段の摂取量 　・嗜好，偏食の有無 3) 栄養状態を示すデータ 　・身長，体重の増減 　・体温 　・皮膚，爪，顔色，歯の成長（う歯の有無など含む） 　・手根骨の発達 　・検査データ（RBC，Hb，Ht，WBC，TP，Alb など） 4) 発達評価指標 　・カウプ指数 　・パーセンタイル値など [学童・思春期] 1) 食生活の状況 　・栄養のバランス 　・食行動の自立状況 　・食生活パターン 2) 食事摂取量 　・食欲 　・普段の摂取量 　・嗜好，偏食の有無 3) 栄養状態を示すデータ 　・身長，体重の増減 　・体温 　・皮膚，爪，顔色 　・歯の成長，乳歯から永久歯の生え変わり，う歯の有無 　・手根骨の発達 　・検査データ（RBC，Hb，Ht，WBC，TP，Alb など） 4) 発達評価指標 　・ローレル指数など
排泄パターン 排泄機能，排泄習慣に関すること	[乳幼児] 1) 排泄習慣と自立度 　・排便・排尿の回数，量，性状，習慣 　・排便，排尿の自立の段階（オムツ〜自立への状況） 　・トイレットトレーニングの段階 　・腹部の状態（腹部の張り，腸蠕動音など） 　・夜尿の状況 2) 水分出納バランス 3) 排泄機能を示すデータ 　・BUN，クレアチン，Na，K，Cl など [学童・思春期] 1) 排泄習慣 　・排便・排尿の回数，量，性状，習慣 　・夜尿の有無 2) 水分出納バランス 3) 排泄機能を示すデータ 　・BUN，クレアチン，Na，K，Cl など

（つづく）

活動−運動パターン 活動，運動，レクリエーションを含めた生活全般の活動やその機能や能力に関すること	[乳幼児] 1）運動機能の発達 ・粗大運動の発達（首のすわり，一人立ち，歩行など） ・微細運動の発達（手指の微細運動など） ・身体の反射 2）遊び ・遊びの特徴 ・好きな遊びや活動 ・お気に入りのものの存在と活動の関係 ・機嫌，活気 ・養育者の遊びへのかかわり 3）1日の活動パターン ・保育園，幼稚園などの通園の有無と活動 ・日光浴，遊び 4）日常生活習慣の自立状況 ・衣服着脱の自立 ・清潔行動の自立 5）呼吸・循環機能 ・呼吸，心拍数，血圧，酸素飽和度など - [学童・思春期] 1）運動機能の発達 2）1日の活動パターン ・学校生活，クラブ活動などの状況 ・趣味，興味ある活動，レクリエーション ・余暇の過ごし方 3）日常行動の自立の状況 4）呼吸・循環機能 ・呼吸，心拍数，血圧，酸素飽和度など
睡眠−休息パターン 日常生活を維持するための睡眠・休息の習慣やパターンに関すること	[乳幼児] 1）睡眠習慣 ・睡眠時間 ・睡眠パターン（起床時刻，就寝時刻，夜泣き） ・睡眠・休息にかかせないお気に入り，睡眠前の儀式など ・機嫌，活気 2）家族の睡眠習慣 ・家族の睡眠習慣，起床時刻，就寝時刻の影響 - [学童・思春期] 1）睡眠習慣 ・睡眠時間 ・睡眠パターン（起床時刻，就寝時刻，夜泣き） ・活動と休息のバランス

（つづく）

認知−知覚パターン 認知・知覚の発達や機能に関すること	[乳幼児] 　1) 感覚器の機能 　　・視覚（追視，凝視など） 　　・聴覚（音への反応，喃語，発声，言語など） 　　・嗅覚 　　・触覚（痛みへの反応，痛みの部位など） 　2) コミュニケーションの手段（言語的，非言語的） 　　・情緒的表現 　　・言語の発達の段階 　　・思いや情緒的表現の方法 　3) 認知機能 　　・意識レベル 　　・物事をどのようにとらえているか 　　・不快症状とその表現，痛みの有無とその表現 　　・人見知りの出現の時期，反応 ------ [学童・思春期] 　1) 感覚器の機能 　　・視力（眼鏡使用の有無など） 　　・聴力（補聴器使用の有無など） 　　・痛覚，痛みへの反応，痛みの部位 　2) 認知機能 　　・意識レベル 　　・不快症状とその表現，痛みの有無とその表現 　　・認知（具体的〜抽象的）の段階 　　・言語の特徴，理解力，発言，表現の方法など
自己知覚−自己概念パターン 自分自身に対する認識，ボディイメージなどに関することを	[乳　児] 　1) 自己概念 　　・他者と自己の区別 　　・身体と外界のとらえ方 　2) 情緒の発達，反応，機嫌 ------ [幼　児] 　1) 自己概念 　　・他者と自己の区別 　　・自己についての表現 　2) ボディイメージ 　3) 情緒の発達，反応，機嫌 ------ [学童期] 　1) 自己概念 　　・自分の得意なこと 　　・自分の性格 　　・自己と他者の比較から 　　・自己についての表現 　　・自尊感情 　2) ボディイメージ 　3) 情緒反応 ------ [思春期] 　1) 自己概念 　　・自分についての認識，イメージ，自尊感情 　　・自己についての表現 　2) ボディイメージ 　3) 情緒反応

（つづく）

役割-関係パターン 周囲との人間関係や家族関係，家族のなかでの位置づけ，役割に関すること	[乳幼児] 1）家族の状況 ・家族構成（祖父母などの同居人含め） ・同胞の有無と関係 ・家族関係，愛着の発達 2）養育者の役割・関係性 ・養育者の育児行動，親役割など ・子どもとの関係（相互作用，愛着行動，分離不安など） ・育児サポートなどの存在
	[学童・思春期] 1）家族の状況 ・家族構成（祖父母などの同居人含め） ・同胞の有無と関係 ・家族との関係 2）養育者の役割・関係性 ・子どもとの関係（相互作用など） ・子どもにとってのキーパーソンの存在 3）学校，クラブでの役割や関係 ・仲間，教師との関係など
セクシュアリティ -生殖パターン 性別，性についての考えや性意識，生殖機能の発達に関すること	[乳幼児・学童期] 1）性の意識 ・第一次性徴 ・性別への意識 ・性に関する関心
	[思春期] 1）第二次性徴と生殖器の発達（初潮，月経） 2）性の意識 ・性に対する関心 ・性の認識 ・性役割に対する意識 3）性自認
コーピング -ストレス耐性パターン ストレス状況での反応や対処方法，ストレスへの耐性，自己コントロール状況に関すること	[乳幼児] 1）ストレス反応 ・ストレスに対する反応（啼泣，無言，抵抗，怒り，寡黙など） ・ストレスへの対処方法（遊び，抱っこなど） ・子どもの反応に対する養育者の対処方法
	[学童・思春期] 1）ストレス反応 ・ストレスの有無，原因（身体的ストレス，病気・入院，学校への適応など） ・ストレスへの対処方法 ・キーパーソンの存在（両親，同胞，友人など）
価値-信念パターン 日常行動の基盤となる価値，信念，目標としていることに関すること	[乳幼児] 1）養育者の価値・信念 ・養育者の価値，信条，宗教と養育，保健行動への影響 ・養育者への依存が大きいため，養育者の価値，信念に影響を受けやすい 2）道徳性の発達
	[学童期・思春期] 1）子どもの価値・信念 ・日々の生活のなかで子どもなりに大事にしていることや考え 2）養育者の価値・信念 ・養育者・保護者価値，信条，宗教 3）道徳性の発達

（つづく）

機能的健康パターンに影響を与える因子

成長・発達の段階	・身体的・生理的 ・心理・認知・思考・言語・情緒の発達 ・日常生活行動：基本的生活習慣の習得状況
小児の環境（家族・社会）	[家族に関すること] 　・家族構成 　・家族関係，親子関係 　　……母子関係，父子関係，家族間の関係，家族間の役割 　　……子どもとのコミュニケーションのとり方 　　……子どもへの反応 　・家族の生活習慣，生活パターン 　・養育者（家族）の経済的状況 　・養育者の育児観，しつけに対する考え 　・養育者の価値，信念，宗教 　・養育者の健康に対する信念，考え 　・養育者のストレス反応や対処方法 [社会環境] 　・子どもを取り巻く社会の価値，文化的背景 　・政策，経済状況 　・衛生環境，生物学的，物理的環境

❹ アセスメントプロセス

　本書では，とくに初期段階に行われるものを「スクリーニングアセスメント」と位置づけ，子どもと家族の状況を11の機能的健康パターンから情報収集することで全体像をとらえ，健康問題をアセスメントする．この段階では，11の機能的健康パターンに影響する発達や家族の状況を含めたアセスメントを，前述したアセスメントガイドを参考に行う．

　その結果，気になる点として浮き彫りになってきた健康問題にさらに焦点をあて，詳細に状況を示す情報を収集し，その判断により看護問題を明らかにすることを「フォーカスアセスメント」として位置づけた（図1-3）．

　フォーカスアセスメントでは，問題状況を明らかにし，看護介入の方向性を明確にするために，以下の視点を参考に整理する．

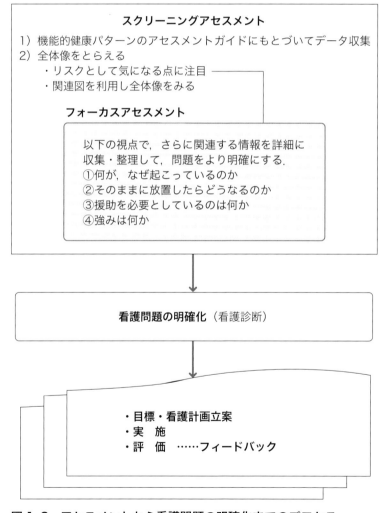

図1-3　アセスメントから看護問題の明確化までのプロセス

・何が，なぜ起こっているのか

・そのまま放置するとどうなるのか，どのようなリスクがあるのか

・援助を必要としていることは何か

・強みとなる点はどのようなことか

ここで，本書で用いているスクリーニングアセスメント，フォーカスアセスメントを定義しておく．

スクリーニングアセスメント

アセスメント指針などを参考に，対象の情報を詳細に収集することである．いま起こっている出来事や問題のみに特化した情報収集ではなく，対象の総合的な情報収集を行い，健康問題があるかどうかをアセスメントすることを目的とする．

フォーカスアセスメント

スクリーニングアセスメントでリスクが高いと判断された問題について，さらに詳細な情報収集を行い，看護問題をより具体的にしていくためのアセスメントである．

ゴードンは，11 の機能的健康パターンを看護診断に直結するものとして示しており，機能的健康パターンのアセスメントの結果を，機能不全パターンとして各機能的健康パターンに分類した看護診断カテゴリーによる看護診断名をあげている．しかし，本書においては，アセスメントに機能的健康パターンを活用はするが，看護診断名を用いて健康問題を提示することはしない．なぜなら，看護診断名がわが国の小児看護に馴染んでいるのかという疑問，つまり，日本語に訳された診断名が対象に起こっていることを十分に示す表現として定着しているかという疑問を考えたときに，診断名として提示することは適当ではないと判断したからである．

ゴードンは，機能的健康パターンにおける看護診断とは，健康の機能不全あるいは潜在的な機能不全パターンを意味すると述べている．また，看護診断とは，顕在するまたは潜在する健康問題，生活過程に対する個人・家族・地域社会の反応についての臨床判断であり，看護師に責務のある目標を達成するための看護介入を選択する根拠を提供するものである [3] と述べている．

以上のことから，本書では看護診断は用いないが，対象の健康問題としてどのようなことがあるのか，看護介入として何を必要としているのかを明確にするという意味で「看護問題」と表現した．看護問題として，対象にとって健康上どのようなことに，どのような理由や原因により問題が生じているのかを明らかにすることにした．このことは，ゴードンが目指している系統的アセスメントのために機能的健康パターンを用いることに矛盾するものではないと考える．機能的健康パターンを用いて，健康，生活に関連する機能から子どもや家族をアセスメントし，健康問題を明らかにして，必要としている看護介入へと結びつけることを目指している．

❺ 情報収集の実際

ここでは，情報収集の面接，観察のポイントを小児看護の特徴をふまえて述べる．情報収集のポイントは**表 1-3** に示した．

(1) 面接（インタビュー）

面接は，子どもと家族との信頼関係づくりの第一歩として，また，子どもと養育者の状況を把握するための情報収集として重要となる．小児看護では，対象である子どもからも情報収集することになるが，年少児であれば主たる養育者（多くの場合は親）から多くの情報を得ることとなる．

表 1-3　情報収集におけるおもな情報源とポイント

主観的情報	・子どもの訴え ・家族の訴え
客観的情報	[観　察] ・表情，機嫌，啼泣，外観 ・体位，姿勢，動作 ・触診による皮膚温，皮膚の緊張，弾力性，形状，腫脹，触れると痛み ・分泌物，吐物，排泄物の有無，臭い，量，性状など [測　定] ・バイタルサイン等の測定，聴診音など ・全身の観察 ・身体の計測 ・検査データ
面接・インタビュー	[家族とのコミュニケーション] ・焦点を明らかにして話を聴く ・相手が伝えたいこと，関心事を知る ・信頼関係をつくるための第一歩となる場面である [子どもとのコミュニケーション] ・静かに落ち着いた声で話す ・同じ目線となるように話す ・はっきりと具体的に話す ・子どもが答えるため，反応するための時間を十分にとる ・子どもからも話せる時間を十分にとる ・子どもの質問には正しい情報をわかりやすく伝える ・子どもに理解できる言葉を選ぶ
記録物	・母子健康手帳 ・看護記録 ・外来，過去の診療記録など ・検査記録

　面接時の基本的態度としては，信頼関係構築の第一歩となることを意識しなければならない．面接の開始にあたっては，看護者の役割などを含めた自己紹介，どのようなことが何のために行われるのかなど，面接の目的，所要時間などを説明する．相手がリラックスして語れる雰囲気づくりが必要であり，面接者側の態度が威圧的，事務的にならないよう十分に注意する．子どもから情報を得ようとする場合は，子どもの緊張を解くような関係づくりに努め，年齢に合った理解しやすい言葉を用いて進める．面接時は，否定的な態度や非難する言葉などを用いることがないよう十分に配慮すべきである．

　プライバシーを保護できる場所で面接し，話された内容の取り扱いに留意するなど，プライバシーの保護と秘密の保持に努める．時には，子どもと家族から別々に話を聴く場合もあり，状況によっては秘密をどのように扱うか慎重に配慮しなければならないこともある．

🖊 子どもとのコミュニケーション

発達の途上にある子どもとのコミュニケーションにおいては，つねに発達段階を考慮してかかわることが大切である．次のような点にとくに配慮する．

①子どもと目の高さを同じにする

話すとき，子どもと同じ目線になることで，子どもにとって威圧的にならないことはもちろんであるが，子どもから見える世界を知ることにもつながり，子どもの世界を知る第一歩になる．

②静かに落ち着いた声で話す

子どもにとって緊張や不安を与えないような言葉かけ，声の調子は大事である．

③少ない言葉で，はっきりと具体的に話す

年齢によって用いる言葉や表現は違うが，子どもの思考の特徴に合わせて話す必要がある．幼児期の子どもには，体験していることを意識して具体的なことから説明する．たとえば，「おなかが痛いのを治すため」「○○○したあとに○○○する」などである．学童期後期の場合は，起こっていることについて因果関係をふまえた説明も必要になることがある．ただし，一度に多くの情報を伝えて説明するのではなく，必要なことから説明していくことが大事である．

④肯定的な話し方をする

説明するときには，「○○○したらだめ」ではなく，「いつになったら○○○できる」というような言葉の選び方が大事である．できないことばかりを提示されるのではなく，できることや良い見通しを示されるほうが，子どもにとって励みになる場合が多い．

⑤正直である

子どもから問われたことに対して，子どもの理解できる範囲では，正しい情報を伝えることが大事である．話をあいまいにすること，話す内容に一貫性がないことは避けるべきである．

⑥答えるため，反応するために十分な時間をとる

子どもは，話されたことを理解したり，考えたりするために時間を要することがあるため，子どもに何ら

かの答えを求めている場合は，そのための時間を十分にとり，回答を急がせない．一方的な決めつけにならないような配慮が必要である．

⑦問題解決に参加できるようにする

年齢によってその参加の方法には違いがあるが，子ども自身が自分の問題や状況に参加していることを感じる機会は大切である．たとえば，子どもが選択できることには選択の機会を与えること，子どもが考えていることをよく聞き一緒に話し合う場をつくることなどを大切にする．

🖊 家族とのコミュニケーション

①焦点を明らかにして進める

看護者は確認すべきことを事前に明確にしておき，質問の方法も工夫する必要がある．「ポリオの予防接種はすみましたか」のような「はい」「いいえ」で答えを求める質問や，「お子さんの普段の食事のときの様子をお話ししていただけますか」などのように，相手が自由な表現で返答できる質問など，いくつかの質問方法がある．これらの質問方法は，何を聞きたいかによって選択される．自由な表現で返答する質問方法は，その状況について相手がどのように感じているのか，どのように考えているのかを知る手がかりとなる．

②相手が話したいこと，関心事を知る

焦点を絞り，面接を進めようとしても，相手が自分の関心事や確認したいことから語りはじめることがある．それらは直接的に表現されることもあれば，婉曲した形で表現されることもある．

たとえば，「トイレのしつけは，どんなことに気をつければいいのですか」と話しはじめた場合，トイレのしつけ方に悩んでいると一般的に思われるが，よく話を聞いていくと，「近所の子に比べ，おむつが取れるのが遅い，言葉も遅いようだ」と発達の遅れが気になっていたということがある．

相手の関心事が複雑で面接に時間を要するような場

合は，時と場を変えてじっくり面接する機会をもつことが必要な場合もある．また，面接では，言語的表現ばかりではなく，非言語的表現にも注意を払う．

（2）観察

看護における観察は，情報収集の技術として重要である．子どもは，身体機能が未熟なため状態の変化が起こりやすいが，年齢によっては言語で自分の状態を適切に伝えることが困難である．そのため，観察はより重要な意味をもつ．正確な情報収集のために，何を，いつ，どのように観察するかということ，また，観察した状況を判断するための正しい知識，技術が重要となる．

🖉全身の観察

具体的な観察では，呼吸，循環などの生理的機能を判断するためのバイタルサインが重要な指標となるが，各発達段階における生理的機能の違いなどを念頭に置き測定値を判断する．また，呼吸，心拍数などは，食事や運動などの生活動作や啼泣などによって測定値が変動するため，とくに年少児の呼吸，脈拍（心拍数），体温，血圧は，安静時に測定するための工夫が必要である．子どもにとっては，聴診器なども恐れの対象となる場合もあるため，それらに興味，関心をもたせることから始め，測定に対して抵抗を少なくする工夫が必要である．

子どもの全身の観察は，素早く正確に済ませることが大切となる．とくに幼児期前半までは，検査の意味を理解できないため，見知らぬ物や器具などに抵抗し，啼泣することも少なくない．全身状態のチェックにあたり，子どもとの関係をつくることから始め，時には子どもが最も信頼している親に協力を求めることも必要となる．

全身の観察は，各器官系の一般的な構造，機能的特徴と小児期の発達段階を考慮して行う．外観，皮膚，爪，体毛，頭部，頸部，目，耳，鼻，口腔，咽頭胸部，腹部，性器，脊柱や四肢の動き，神経系などのように，系統的に観察する．小児期の運動機能は，首のすわり，お座り，歩行などの粗大運動，手の動きなどの微細運動の発達を観察する．また，反射も，発達段階，疾病などの判断のために重要な観察項目となる．

また，全身の状態を把握するために，体重，身長，頭囲，胸囲などが計測される．これらは，発育評価，骨格の発達などの判断の指標となるため，正確な計測が求められる．

🖉観察方法

おもな観察方法として，視診，聴診，触診，打診がある．

視診は，視覚を用いて，子どもの表情，体格，姿勢，動作や話し方などの全身状態を注意深く観察する方法である．

聴診は，一般的には聴診器を用いて，呼吸音，心音，腸の蠕動音などを聴取する方法である．聴診器を用いるだけではなく，喘鳴などの耳で直接聞こえる音にも注意する．

触診は，皮膚に直接触れたり圧したりして，皮膚温，皮膚の緊張や弾力性，形状などを確認する方法である．

打診は，診察部位を叩いて，その音や張りなどから組織の状態を確認する方法である．

その他に，排泄物や分泌物などを嗅覚によって観察することも重要な情報となる．

［第1章の文献］
1）駒松仁子，他（2002）：わが国の小児看護の変遷．国立看護大学校紀要，1（1）：41-9.
2）Gordon M（1994），松木光子，他訳（1998）：看護診断　その過程と実践への応用．原著第3版，医歯薬出版．
3）Gordon M 著，江川隆子監訳（2006）：ゴードン博士の看護診断アセスメント指針　よくわかる機能的健康パターン．照林社．

小児の看護展開に
必要な基本知識

1 子どもの成長・発達

子どもを看護するうえで最も大切なことは，子どもは，どのような病気をもっていても，治療が最優先される状況にあっても，"日々成長し続けている存在である"という視点である．ここでは，小児看護を展開するうえで必要な発達段階に関連する基礎知識を述べる．

❶ 成長・発達の概念と一般原則

成長（growth）は，量的変化を意味し，身体の組織，臓器や器官が重量や長さを増していくことをいう．つまり，身長や体重の増加など身体の全体または部分の大きさが増大するときに用いられる．

また，発達（development）とは，質的変化を意味し，出生から成人になるまでの機能のたくみさや能力の変化をいい，歩行や言語機能の獲得などに用いられる．成長・発達には次のような一般的原則がある．

（1）発達の方向性 ……………………

神経細胞の髄鞘化が中枢から末梢方向に進んでいくことで説明されるように，発達には方向性がある．代表的なものとして，①頭尾方向（頭部から尾部への発達），②近遠方向（身体の中心部から末梢に向かって発達）③全体から特殊へ（粗大な動きから微細な動き，あるいは単純なものから複雑なものへの発達）などがある．たとえば，乳児が物を取ろうとするときは，手首や手指を動かすよりも肩や肘を使うことが先に観察される．

また，乳児期の初期には，不快，快，興奮という単純な感情が中心であるが，次第に怒り，恐れ，嫌悪という複雑な感情を表出できるようになる．

（2）発達の連続性 ……………………

子どもは，寝返りを打つ，這う，立つ，歩くという連続的な順序をたどり，その移動機能を獲得していくように，成長・発達は連続的な現象で一定の順序性をもって進行する．しかし，その速度は一定ではなく，急速に発達する時期と緩やかに発達する時期がある．臓器・組織系の発達は身体の各部分で同時に起こるのではなく，その進行速度も一定ではない．

（3）発達の臨界期 ……………………

ある器官や機能の成長・発達には，決定的に重要な時期があり，この一定の期間を臨界期という．たとえば，器官の発達に重要な胎生3カ月までに妊婦が風疹に罹患した場合，胎児の先天性心疾患や先天性白内障の発生率が高くなる．また，思春期にカルシウムを摂取し，運動を通して骨に刺激を与えて骨密度を十分に高めておかなければ，それ以後にカルシウムを摂取し運動を行っても骨密度の増加は望めない．

（4）発達の個人差 ……………………

成長・発達の一般的原則を述べてきたが，すべての個体が同じ速度で発達するわけではなく，内的および外的な諸条件によって，その現れ方，速度や到達レベルには個人差があるということも発達の共通性といえる．たとえば，同じ中学1年生でも成人並みの体格の生徒もいれば，小柄で小学生のような体格の生徒もいる．小児の成長・発達を評価する場合は，個人差を

考慮すると同時に，その差が個人差の範囲なのか，病的なものなのかを見極めることが必要である．

❷ 小児各期の成長・発達の特徴

子どもを看護するときに，子どもがどのような発達段階にあるかを知ることは重要である．子どもの心理社会面の発達を理解するうえではエリクソン（Erikson EH）の自我発達理論[1]，ピアジェ（Piajet J）の認知発達理論[2]，ボウルビィ（Bowlby J）のアタッチメント理論[3, 4] などが参考になる．

ここでは，これらの理論をもとに人間発達学の視点から小児各時期の特徴を述べる．発達の特徴は**表 2-1**にまとめた．

(1) 乳児期 (生後 1 カ月から 1 年未満)…

乳児期は，生後 1 年未満をいう．乳児期は，新生児期（生後 28 日未満）に母体内から外界へと大きく変化した生活環境に適応し，身体的にも心理社会的にも発達が著しい時期である．この時期の子どもは，生活のすべてを親や養育者に依存しなければ生きていくことはできない．同時に，その人びとのあり方がその後の発達に大きく影響を与える．

✐ 身体的特徴

この時期の成長・発達は目覚ましく，乳児の体重は出生後 1 年間で約 3 倍，身長は約 1.5 倍に増加する．運動機能も著しく発達し，粗大運動では 4 カ月で首がすわり，7 カ月にはお座りができ，生後 1 年を迎える頃には一人歩きができるようになる．微細運動では，新生児期には意図的に触れたり握ったりすることができない状態から，目と手の協応動作が進み，8 カ月頃には母指，示指，中指で物をつかみ，1 歳頃には母指と示指の指先で物をつかむことができるようになる．

成長・発達に不可欠な栄養面は，出生後の乳汁栄養から離乳食といわれる固形食へ移行する過程を踏む．この時期に適切な栄養を摂取することが，その後の成長・発達に大きく影響を与える．

生理機能の特徴としては，免疫機能が未熟で抵抗力が弱いため疾病に罹りやすく，罹患すると重症化しやすい．

✐ 心理社会的特徴

乳児期は，母親との間に基本的信頼関係を築く時期である．子どもは母親の養育や環境への配慮によって身体的安全と情緒的安定を得る．つまり，乳児は空腹になると泣いて知らせ，母乳やミルクを与えてもらうことで満足し，排泄による不快感をぐずる，泣くことで伝え，オムツを替えてもらうことで快感を得る．また，温かく抱っこされて心地よく眠るなど快の経験を積み重ねることで母親への信頼感を強めていく．

同時に，こうした乳児の様子は母親にも喜びや生きがいを感じさせ，このやりとり（相互作用）から，子どもは母親に愛着を感じるようになり，母親もまた子どもへ強い愛情を抱くようになる（アタッチメントの形成）．

2 カ月頃には母親と他者を区別するようになり，7 カ月頃からは人見知りが始まると同時に，母親への愛着行動はよりいっそう強まる．また，2～3 カ月頃には機嫌のよい時に「アー」「クゥー」などの喃語が聞かれる．1 歳頃になると片言が現れはじめ，1 歳を過ぎると「マンマ」「ママ」といった単語で自分の欲求や意思を表現するようになる．

✐ 認知・思考的特徴

乳児期は，身近な環境にかかわり，吸う，つかむ，叩くなど身体活動と感覚的知覚により対象を認知していく段階である．経験を重ねながら徐々に目的を果た

表 2-1　子どもの身体・愛着・自我・思考の発達

年齢	身体	愛着行動（ボウルビィ）	心理・社会（エリクソン）	思考・認知（ピアジェ）
誕生 新生児期	約 3 kg/50 cm	第 1 段階： 人物の識別を伴わない無差別な反応（3 カ月まで）	基本的信頼 対 基本的不信 （重要他者：母親）	感覚運動期： 吸う・つかむ・叩くなど感覚や運動によって学習が起こる（2 歳まで）
乳児期	第一発育急進期	第 2 段階： 一人あるいは数人の識別された人物への反応（6 カ月まで）		
幼児期 1 歳 2 歳 3 歳 4 歳 5 歳	約 10 kg/75 cm 基本的運動機能 歩行，排泄 微細運動	第 3 段階： 識別された特定の人への接近の維持（2，3 歳まで） 第 4 段階： 目標修正的なパートナーシップ行動（3 歳から）	自律感 対 羞恥心・疑惑 （重要他者：両親） 積極性 対 罪悪感 （重要他者：家族）	前操作段階： 経験と行為についての考えが確立．言語の獲得．可逆的思考はできない（7 歳まで）
学童期 6 歳 7 歳 8 歳 9 歳 10 歳	約 20 kg/115 cm 身体発育 運動能力 第二発育急進期	協力する行動	勤勉感 対 劣等感 （重要他者：家族・隣人）	具体的操作段階： 帰納的思考が可能になる．因果関係の理解（11 歳まで）
思春期 11 歳 12 歳 13 歳 14 歳 15 歳	第二次性徴		自我同一性の獲得 対 　自我同一性の拡散 （重要他者：仲間・リーダー）	形式的操作段階： 演繹的思考が可能

（舟島なをみ（2005）：看護のための人間発達学．第 3 版，医学書院，p73，96．を参考に井上[5]が作成）

すための手段を予測して意図的に対象に働きかけるようになる．9，10カ月頃には，対象となるものが自分の視界から見えなくなっても，なくなってしまったのではないと考えるようになり（ものの永続性），見えなくなったものを探す行動がみられるようになる．

（2）幼児期（1歳から6歳）………………

　幼児期は，1歳から就学前までの期間であり，前期は1歳から3歳，後期は4歳から6歳までの時期をいう．身体の諸器官の構造・機能が成人に近い状態まで成長・発達し，言語や思考といった精神活動も著しく活発になる時期である．同時に"生きていくため"の基盤を形成する時期でもあり，基本的生活習慣や社会性を獲得していく重要な時期でもある．

🖉身体的特徴

　幼児期は，乳児期に比べて身体発育の速度は緩やかになる．一方，姿勢の保持や粗大運動は著しく発達し，同時に，腕や手掌，足全体の動きから，手足の細かい運動へと発達が進む．

🖉心理社会的特徴

　1歳を過ぎると，子どもは一人で立つこと，歩くことが可能となり，行動範囲が急激に広がり，同時に言語の発達も著しく，自分でさまざまなことをやってみようとする．しかし，親は基本的なしつけを開始するため，子どもと親のコントロールが心理的に対立することになる．トイレットトレーニングに代表されるしつけにおいて恥と疑惑を経験しながら，親がタイミングよく適切な手助けを行うことで，子どもは"自分でできる"ことを体感し，自律性を獲得していく．真の自律感を達成すると自尊心が育ち，達成しかねると自分に対する疑惑を深め，劣等感を抱くようになる．

　幼児期後期になると，運動機能や言語機能はさらに発達し，基本的生活習慣がほぼ自立する．"できること""やりたい"ことが増え，家庭の外にも興味をもち，環境に対して積極的に行動する．とくに，自発的な"遊び"を通して目的意識をもち積極性を身につける．同年代の仲間との衝突や競争により，自分の欲求をコントロールしていくことを学習する．この経験が不足したり，周囲が干渉しすぎたりすると，幼児は自分の行動に対して不安や罪悪感を抱くようになる．

🖉認知・思考的特徴

　幼児期前期は，自己中心的思考が強い時期であり，誰でも自分と同じように考えているととらえる．ものごとの認識は直感的で，目に見えるものを中心としており，目に見えないことについての理解は難しい．「ごっこ遊び」が盛んで，ものごとを頭のなかで再現して，あるものを別のもので表す象徴機能が発達する．また，人形などすべての物に命があると信じる「アニミズム思考」が特徴的である．

　幼児期後期になると，徐々に自己中心的思考を克服していくが，子ども自身が経験している範囲の認知にとどまり，全体をとらえて考えることはできない．言語は非常に発達するが，言葉の意味を十分に理解しないで使っていることも多い．

（3）学童期（6歳から12歳）………………

　学童期は，小学校入学から第二次性徴が出現する前までをさし，一般的には6歳から12歳までの小学生の時期をいう．しかし，第二次性徴の開始は個人差が大きく，低年齢化傾向も相まって，学童期後半は思春期と重なることもある．この時期は，乳幼児期のような健康障害に陥ることが少なく，心身ともに比較的安定した年頃であるといわれており，疾病罹患率も死亡率も低い時期である．また，基本的生活習慣を確立，維持していく時期である．

🖉身体的特徴

　学童期は，身長と体重の増加が一定となり，手足が伸びて全体的に均整のとれた体型へと移行する．走行

力，跳躍力，球技力などの運動能力が発達し，広範囲の運動に積極的な興味を示す．

心理社会的特徴

親からの自立を始める時期であり，就学とともに生活の中心は家庭や家族から学校や友人へと移行し，仲間集団との関係を良好に保つことが重要課題となる．仲間とともに遊んだり，学習したりするなかで，さまざまな技能や技術，役割を習得し，"できる"ことにより肯定的に自己を評価し，勤勉感を獲得していく．自己中心性が徐々に減少し，他者の期待する役割を理解しそれに応えようと努力する．一方で，同年代の仲間との比較，競合から劣等感を味わう．

認知・思考的発達

学童期には，言語，記憶，注意，思考の知的側面が目覚ましく発達し，物事を全体的にとらえ，具体的・論理的に理解できるようになる．簡単な因果関係も理解できるようになる．また，わからないことであっても，過去の経験をもとに考え，言葉で表現することで問題を解決していくことができる．自己中心的な思考は薄れ，他者との相互作用を通して自分と異なる考えがあることを理解する．保存の概念や分類能力も発達する．言語の発達は著しいが，十分に自分の考えや思いを表現することは難しい．

（4）思春期（12歳から18歳）

思春期は，第二次性徴が出現することにより始まり，生殖機能の成熟，骨端線の閉鎖までの期間といわれる．思春期は，自己のアイデンティティを獲得することが発達課題とされ，「自分とは何か」「自分は何になりたいのか」など過去からの自分を認め，現在の自己を知り，さらに未来の自分を求めて試行錯誤する時期である．

身体的特徴

思春期小児の身長，体重では，女子が男子よりも発育急進期が早く出現するため，11歳では全体的に女子が大きいが，14歳では男子が女子を上回る．身体発育に伴い，運動能力や体力も急速に増加し，多くの体力要素が20歳までにピークを迎える．第二次性徴は，生殖器官がホルモンの急激な分泌により成熟することに伴って起こる現象をさし，男子は精巣容積の増大，女子では乳房の発育によって発来する．男子では9〜13歳，女子では8〜13歳と女子のほうが早いが，個人差も大きい．

心理社会的特徴

思春期は，第二次性徴に伴う身体的変化が自分自身の内面への関心を生むきっかけとなり，さまざまな体験を通して自己を見つめ，社会に存在する意味や将来を考え，自己の価値観を築いていく時期である．親子関係や仲間関係を通して「自分とは何か」について深く考え，混乱しやすい．親からの心理的な自立をはかる時期であるが，その過程で不安定になりやすい．「仲間と同じであること」「仲間と一緒にいること」など帰属意識が強く，仲間と異なることに疎外感をもつ．思春期から青年期にかけて徐々にアイデンティティを確立していく．

認知・思考的特徴

思春期になると，ものごとをより論理的にとらえ，抽象的思考が可能になる．具体的操作期には理解できなかったことも，仮説をもとに推測ができるようになる．また，将来を見通して考えることも可能となる．

2 病気・入院への子どもの理解

❶ 乳児期

　乳児期は,「病気」という概念としてではなく, 痛みや押さえつけられた不快感, 動けない違和感など, その"感じたこと"で理解している. 乳児は, 快の遮断, あるいは生理的欲求が満たされないことへの不満足感で泣く, ぐずる, 眠りが浅い, ミルクを飲まない, 暴れるなどの身体的反応を示す. 親(養育者)との愛着形成が育ちつつある子どもにとって病気は, 親から離される不安や恐怖感, 不安定感となる.

　乳児は, 治療や検査, 処置の意味や必要性については理解できない. しかし, 採血などの処置を何度も経験することで状況を察知し, 医師や看護師を見るだけ, 処置室に入るだけで泣き出すことも少なくない. さらにその際, 親から離されると不安はいっそう強まる. ボウルビィは, 親から引き離された場合に生じる混乱を分離不安という概念で説明している. 母親と引き離された子どもは, 大泣きして抵抗しながら母親を探し求める. しかし, その思いが叶えられないと, 深い悲しみに打ちひしがれて不活発になり要求を示さなくなる. 最後の段階になると, 子どもは周囲に関心を示すようになり, 一見適応したかのように見えるが, 母親との分離による感情的苦痛から回避しようとする防衛反応であり, 基本的信頼感が崩れている状況といえる.

　看護者は, 乳児の泣く, 手足を動かすなど何かを訴えようとする行為に, その意味を感じとり丁寧に言葉を発し, 笑顔を返しながら, 子どもとの情動の行き来を大切にしたコミュニケーションをはかることが必要である. また, 可能なかぎり親子が一緒に過ごせるような環境づくりに努め, 子どもが母親とのスキンシップを十分にとり, 母子関係が保たれるように配慮することが大切である. 母子分離を余儀なくされる状況においても分離が最小限になるように配慮し, 日頃の子どもの様子や子どもの安心感を得るために親が心がけていること, 子どもの好きな歌や遊び, 玩具などの情報を得たうえでかかわることが必要である.

❷ 幼児期

　幼児期前期は, 自己中心的思考が強くみられる時期であり,「病気」の理解は自分の限られた経験にもとづくもので, 正しく理解することは難しい. 幼児自身が目撃したものや痛みなどの感覚だけが真実であり, 見えないものは思考のなかには入ってこない. また, 病気は, 自分が「お母さんの言うことを聞かなかったから」「よい子でなかったから」という原因の結果で生じたものとしてとらえる. つまり「罰としての病気」ととらえる傾向にある. 入院に伴う母子分離を余儀なくされる場合は, 母親が来ても笑わないなどの防衛反応がみられることもある. また, 言葉による意思疎通にも限界があり, 痛みの程度や種類を的確に表現することは難しい.

　治療の必要性についても理解はできず, 治療や処置に対する不安や恐怖心は非常に強く, 激しく泣いたり, 全身で抵抗し「お願い, 許して」「ごめんなさい」

などと訴えたりする場合もある．また，身体のしくみについての理解が不十分なため，「点滴の針を抜いたら身体に穴があいたままになる」「手術で悪いところを取ったら身体はなくなってしまう」と考え，強い恐怖心や不安感を表出する．

　看護者は，子どもの訴えている反応に根気よくかかわりながら，その子なりの世界を理解していくことが大切である．入院生活のパターンが決まっていれば，子どもは経験を重ねることで「ママは朝ごはん食べたら来る」など，親は一時的にいなくなっても再び自分のところへ戻って来てくれることがわかるようになる．看護者は，乳児期と同様に，可能なかぎり親子が一緒に過ごすことができる環境づくりに努めることが必要である．面会時間や親の付き添い時間に柔軟に対応し，親が側にいない場合には，親から子どもの日頃の過ごし方について情報を得たうえで，子どもが大切にしているぬいぐるみや玩具を側に置き，子どもの情緒的安定を心がけることが必要である．また，2〜3歳頃になると，病気や検査・処置の内容について，ぬいぐるみや絵本，ステートなどの医療器具，絆創膏などを用いた「ごっこ遊び」を通して，わかりやすく説明することで少しずつ理解できるようになる．「バイキンをやっつけるためにハーハー（吸入）しよう」「ゼーゼー（喘息症状）良くなったかな？　モシモシ（呼吸音聴取）していいかな」など，遊びを取り入れながら説明することで，その子なりの対処行動がとれるようになる．

　幼児期後期になると言語能力も発達し，病気や治療の必要性について"子どものわかる言葉"で丁寧に説明すると理解できるようになる．しかし，はじめての経験や慣れないことには，不安や恐怖のため強く抵抗する．言葉の意味を十分に理解せずに使うなどのことも少なくないため，子どもの意思や反応を十分に受け止めながら，実施することを一つひとつわかりやすく伝えていくことが必要である．また，治療や療養行動においては，可能なかぎり子どもが選択することや自

分で決定できる機会を増やし，子どものがんばりを支持し，できたことを褒めることにより，自信や積極性を獲得することになる．

❸ 学童期

　学童期になると，認知の発達は具体的操作期に入り，自分の経験の範囲内で論理的にものごとを考えることが可能になる．「スイカを食べすぎてお腹が痛くなった」など，健康に悪いことをすると，その影響で病気になることを理解する．また，外から「バイキン」や「細菌」などが自分の身体の「中に」入ってきて「病気」を引き起こすという因果関係の理解が進む．したがって，「歯磨きして虫歯を予防する」「発作が起こらないように静かにする」など，予防行動や身体機能を回復させる意味についても理解可能となる．さらに，「いつまでサッカーできないのかな」など，病気が及ぼす自分の生活への影響も考えるようになる．治療の必要性については子どもに理解できる言葉で説明すると，より具体的なレベルまで理解できる．処置に対する拒否反応は減少し，自分なりの対処行動がとれるようになる．わからないことを過去の経験から考え，納得できるまで説明を求め，他者の助けを得るなどしながら，積極的に問題解決方法を見出そうとする．一方，自分の考えや思いを十分に表現することは困難なことも多く，治療や処置に対する恐怖心が強い場合は，回避行動として黙っていることもある．

　また，自己中心性が薄れ，他者との相互作用を通して他者とは異なる考えがあることを理解するため，病気をもった自分が仲間からどのように思われているのかを意識したり，泣いたり，抵抗したりすることを恥ずかしいと思い，我慢しすぎることもある．恐怖心が強いあまり激しく抵抗する子どもなど，対処行動はさ

まざまである．

　看護者は，子どもの自立心を尊重し，子どもの意思を尊重しながらかかわることが重要である．また，感情を抑制している可能性も考え，子どもの思いや意思を引き出すかかわりを心がけることが必要である．また，病気によるボディイメージの変化に対しては，いつまで続くのか，元に戻るにはどれくらいかかるのか，などについて具体的に情報を提供することで，子どものイメージ化を助け，対処方法について子どもと一緒に考えることも大切である．

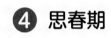

❹ 思春期

　思春期では，「病気」の概念は成人に近づく．認知の発達は形式的操作期に入り，実体験がなくても理解できる抽象的思考が可能となる．病気の原因に関する認知発達の段階としては，最初は「身体的要因を中心とした理解」であり，次の段階は「心理的−身体的要因を中心とした理解」へと進む．つまり，「病気」の原因は外的なものがきっかけとなり，それが身体の構造や機能を侵すという理解が可能となり，病気になる過程の理解も可能となる．次に「病気」が心身の相互作用から生じること，また，「健康」が単に「病気」がないことだけを意味するものではないことが理解で

きるようになる．

　この時期は，親からの心理的自立をはかる時期であるが，病気に伴い，自立と依存の間で葛藤し不安定になりやすい．親の過保護や過干渉に対して反発する反面，自分一人で療養行動をとることへの不安もある．また，仲間との帰属意識が強い時期であり，病気や療養行動による「仲間と異なることによるさびしさ」「仲間外れになることでの孤立感」「居場所を失う怖さ」などを抱く．とくに，慢性疾患をもつ場合，「病気である自分」を必要以上に意識せず普通に過ごしたい，仲間とは普通の関係性を維持したいと願っている．

　治療や処置については，説明を受ければ十分に理解できる．また，病気に伴う苦痛や不快感だけでなく，学校での療養行動をどのように行うか，進学や就職，結婚への影響など将来や予後への不安などを抱く．十分な説明がない場合は，周囲に聞いてよいのかと思い悩み，自分の思いを言えずにいることも多い．

　看護者は，子どもの親への依存と自立のバランスが保たれるように互いの話を聞き，双方に働きかけていく必要がある．また，子どもの思いを受け止め，仲間との関係性やあり方に配慮しながら，適切な療養行動を維持できるように子どもと一緒にその方法や手段を考えていくことが大切である．そのためには，正確な情報を提供し，子どもが自らの状況を自覚し正しい選択ができるように必要に応じて助言していくことが重要である．

3 子どもの病気・入院と子どもの権利

子どもの権利条約は，1989年国連総会で採択され，日本は1994年に批准した．権利条約の一番の特徴は，子どもを権利の主体者として明確に位置づけたことである．小児看護の場でも，子どもを権利の主体者として尊重し，子どもの最善の利益を第一に考えることが求められる．小児看護に携わる看護者は，「看護者の倫理綱領」を基本姿勢として，子どもの意思を尊重し，家族とともに"子どもの最善の利益"を目指して支援することが責務である．日本看護協会は「小児看護領域で特に留意すべき子どもの権利と必要な看護行為」を示している（**表2-2**）[5]．アセスメントや実践を進めるなかでは，子どもの権利をふまえることが重要となる．

子どもが自分に影響すること，自分にかかわることに納得し，医療を適切に受けられることが重要となる．そこで，子どもの権利の観点から小児看護における重要な視点を以下に述べる．

❶ インフォームドコンセント，インフォームドアセント

インフォームドコンセントの原則は，人間の主体性を尊重し，「真実を知る権利」「説明を受ける権利」「自由意思による選択の権利」「自己決定権」である．これらは，情報が提供され，その情報を理解し，自ら選択し決めること，決めたことに責任をもつことに関する能力にもとづいて成立している．

小児医療でも，子どもの発達段階に応じて，起こっていることや行われることについて説明され，納得す

ることで，子どもの主体性が尊重されることが求められている．米国小児科学会は，15歳以下の子どもの場合，決定能力や法的能力に限界があることから，コンセント（consent）ではなく，アセント（assent）という考えを示している．アセントには次のような内容が含まれる．また，子どもの家族にもよく説明したうえで納得を得ることが必要であるとしている．

・その子どもの発達に応じた適切なawareness（知ること，気づき）を助ける
・検査や処置で何が起こるのかを話す
・子どもが状況をどのように理解しているか，また，処置や治療を受け入れさせるための不適切な圧力など，子どもに影響を与える因子を査定する
・上記のことを吟味したうえで，最終的に患者がケアを受けたいという気持ちを引き出す．決して子どもをだましてはいけない

前述の「小児看護領域でとくに留意すべき子どもの権利と必要な看護行為」では，「説明と同意」の項目で示されており，家族が子どもの代諾をする場合でも，子どもの理解力に応じて適切な説明を行い，納得を得ることが子どもの権利の視点からも重要となる．子どもにとっての最善の選択と決定を，子ども，家族，医療者がともに考え，見極めていくことが重要となる．

❷ プレパレーション

子どもの権利を保障するための看護実践のひとつと

表 2-2　小児看護領域で特に留意すべき子どもの権利と必要な看護行為（日本看護協会）

[説明と同意]
　①子どもは，その成長・発達の状況によって，自らの健康状態や行われている医療を理解することが難しい場合がある．しかし子どもたちは，常に子どもの理解しうる言葉や方法を用いて，治療や看護に対する具体的な説明を受ける権利がある
　②子どもが受ける治療や看護は，基本的に親の責任においてなされる．しかし，子ども自身が理解・納得することが可能な年齢や発達状態であれば，治療や看護について判断する過程に子どもは参加する権利がある

[最小限の侵襲]
　①子どもが受ける治療や看護は，子どもにとって侵襲的な行為となることが多い．必要なことと認められたとしても子どもの心身にかかる侵襲を最小限にする努力をしなければならない

[プライバシーの保護]
　①いかなる子どもも，恣意的にプライバシーが干渉され又は名誉及び信用を脅かされない権利がある
　②子どもが医療行為を必要になった原因に対して，本人あるいは保護者の同意なしに，そのことを他者に知らせない．特に保育園や学校など子どもが集団生活を営んでいるような場合は，本人や家族の意志を充分に配慮する必要がある
　③看護行為においても大人の場合と同様に，身体の露出を最低限にするなどの配慮が必要である

[抑制と拘束]
　①子どもは抑制や拘束をされることなく，安全に治療や看護を受ける権利がある
　②子どもの安全のために，一時的にやむを得ず身体の抑制などの拘束を行う場合は，子どもの理解の程度に応じて十分に説明する．あるいは，保護者に対しても十分に説明を行う．その拘束は，必要最小限にとどめ，子どもの状態に応じて抑制を取り除くよう努力をしなければならない

[意思の伝達]
　①子どもは，自分に関わりのあることについての意見の表明，表現の自由について権利がある
　②子どもが自らの意思を表現する自由を妨げない．子ども自身がそのもてる能力を発揮して，自己の意思を表現する場合，看護師はそれを注意深く聞き取り，観察し，可能な限りその要求に応えなければならない

[家族からの分離の禁止]
　①子どもは，いつでも家族と一緒にいる権利をもっている．看護師は可能な限りそれを保証しなければならない
　②面会人，面会時間の制限，家族の付き添いについては，子どもと親の希望に応じて考慮されなければならない

[教育・遊びの機会の保証]
　①子どもは，その能力に応じて教育を受ける機会が保証される
　②幼い子どもは，遊びによってその能力を開発し，学習に繋げる機会が保証される．また，学童期にある子どもは，病状に応じた学習の機会が準備され活用されなければならない
　③子どもは，多様な情報（テレビ，ラジオ，新聞，映画，図書など）に接する機会が保証される

[保護者の責任]
　①子どもは保護者からの適切な保護と援助を受ける権利がある
　②保護者がその子どもの状況に応じて適切な援助ができるように，看護師は支援しなければならない

[平等な医療を受ける]
　①子どもは，国民のひとりとして，平等な医療を受ける権利を持つ．親の経済状態，社会的身分などによって医療の内容が異なることがあってはならない
　②その子にとって必要な医療や看護が継続して受けられ，育成医療などの公的扶助が受けられるよう配慮されなければならない

してプレパレーションがある．プレパレーションは，一般的に“心理的準備”と訳される．子どもが，病気や入院によって引き起こされるさまざまな心理的混乱に対し，準備や配慮をすることにより，その悪影響を避けたり，和らげたり，子どもの対処能力を引き出したりできるような環境を整えることを意味している．

プレパレーションを行う目的は，①子どもに正しい知識（情報）を提供すること，②子どもに情緒表現の機会を与えること，③心理的準備を通して医療者との信頼関係を築くことである．プレパレーションは，行われる医療処置などについて単に説明をしておくというものではない．子どもの心理的反応を十分に観察しながら，子どもの混乱が軽減されることを目的に，あらゆる看護プロセスを通して実施されるものである．プレパレーションの実施にあたっては，子どもの発達段階や，過去の経験などもふまえて，適切な方法を検討し実施することが重要である．

そのために看護者は，子どもやその家族にしっかりと向き合い，コミュニケーションをはかり，それぞれの子どもの反応を丁寧にアセスメントしていくことが何よりも必要である．そうすることで，子どもの思いが明らかになり，それぞれのニーズに対応したプレパレーションが提供されることになる．そして，子どものがんばりやもっている力が発揮され，子どもの療養行動や回復への原動力につながるといえる．

❸ 家族とともに過ごすこと

「小児看護領域でとくに留意すべき子どもの権利と必要な看護行為」のなかの「家族からの分離の禁止」が示しているように，「子どもは家族と一緒に過ごす権利をもっている」ことを前提に看護することが求められる．子どもと家族がともに生活することやその機会を過度に規制していないか，子どもの最善の利益はつねに確保されているかなどを真摯に検討し，保障していくことが必要である．

子どもが家族とともに過ごすこととは，検査や処置を受ける場合も，ときに家族が付き添うことが保障されることを含んでいる．近年では家族の付き添い入院は一般的となり，面会時間などの制限もなく，いつでも子どもと家族が会えるようになってきている．しかし，処置時に親が同席することに強い抵抗感をもつ医療職は依然として少なくない．子どもが強いストレスを受ける検査や処置などにおいて，どのように配慮されるべきかを考えることは重要である．

また，入院している子どもは，きょうだいや友人らと交流する機会がほとんど許されない．しかし，子どもの成長発達過程におけるきょうだいや友人との交流の意義を考え，感染リスクの予防など安全に留意しながら，家族や仲間とゆったりと過ごす時間を確保することも重要な支援のひとつである．

❹ 遊びや教育が保障されること

入院生活を送る子どもは，痛みや恐怖心などからいつも以上にストレスを受けている状況にある．このようなときに子どもは，遊びや楽しみによってストレスを発散したり，好きな玩具を手にすることによって心理的緊張を和らげたりしている．子どもの年齢にふさわしい遊びやレクリエーション活動を行うことを，病状に応じて可能な範囲で保障することも必要である．

入院によって，仲間と一緒に過ごせないこと，授業に参加できないこと，学習内容についていけないことへの劣等感や焦りから，退院後の学習や学校生活への不安，療養生活にさまざまな影響が生じる．子どもの帰属意識の喪失につながることもある．現状では，す

べての病院に院内学級が設置されているわけではなく，また，院内学級で学ぶためには一定期間入院が必要であるという就学要件があり，原籍校から院内学級を設置している学校への転籍が必要となる．院内学級の整備や就学要件の緩和など，医療を受ける子どもへの教育の保障は，今後も検討されなければならない課題のひとつである．

　また，院内学級がない場合でも，入院の長短にかかわらず，いずれは戻る学校生活に目を向けた支援が必要である．つまり，病状に応じて学習の環境や機会を整えること，学校という場が疎遠にならないように配慮することが必要である．

　以上，医療を受ける子どもの最善の利益を保障するためには，まず看護者一人ひとりが，子どもの存在を一人のかけがえのない人として尊重する姿勢が何よりも重要といえる．

［第2章の文献］

1）Newman BM, et al（1975），新富　護訳（1998）：新版生涯発達心理学　エリクソンによる人間の一生とその可能性．川島書店，pp27-51．

2）Piaget J（1964），滝沢武久訳（1968）：思考の心理学　発達心理学の6研究．みすず書房，pp9-94．

3）Bowlby J（1973），黒田実郎訳（1982）：母子関係の理論I　愛着行動．岩崎学術出版社，pp215-79．

4）Bowlby J（1973），黒田実郎訳（1982）：母子関係の理論II　分離不安．岩崎学術出版社，pp272-81．

5）井上由紀子（2012）：小児の看護過程展開に必要な知識．「小児看護過程」．茎津智子編，医歯薬出版，p31．

6）日本看護協会編（2007）：看護業務基準集　2007年改訂版．日本看護協会出版会，p61．

小児の看護過程の実際
──事例展開

第3章では，8つの事例において，ゴードンの機能的健康パターンを用いたアセスメントを展開する．機能的健康パターン別にどのような視点で情報を解釈し判断していくのかを示し，その結果，全体の情報の関連性，看護問題が明らかになっていくプロセスをイメージできるようにした．なお，各看護問題に対する計画についてはポイントのみを示した．

（1）事例紹介

事例紹介では，子どもとその家族について，家族構成などの基礎的情報，入院までの状況や検査データ，入院後の状況に関する情報を簡潔に示し，どのような経過や状況により入院に至ったかに焦点を絞り記載している．詳細な情報はアセスメント段階での情報欄に記載した．

（2）アセスメント（情報の解釈，判断）

各事例の冒頭に「アセスメントの視点」を示した．これは，おもに小児看護で重要となる発達段階や各事例の特徴に着目し，アセスメントにおける重要なポイントを示したものである．

その後，機能的健康パターンの枠組みにしたがって，情報欄に記載した詳細な情報をどのように解釈，判断したのかを記載するようにした．さらに，その時点での判断を明確にするために「アセスメントの結論」の項目を設け，考えた内容をわかりやすく示した．また，「ワンポイント・アドバイス」には，小児看護または各事例における重要なポイントや，アセスメントするうえでとくに意識しなければならない点などを示した．

（3）看護問題の明確化

アセスメントの結果を受けて，明らかになった看護問題を示した．第3章の8つの事例では，機能的健康パターン別にスクリーニングアセスメントを行っているが，図1-2で示したフォーカスアセスメントの詳細は記述せず，看護問題をリストアップしている．しかし，看護問題の抽出に至る情報やアセスメント結果の相互の関連性については関連図を用いて示し，また，機能的健康パターンのなかのどの項目が各看護問題の根拠となったのかを示すことで，なぜその看護問題が抽出されたのかがわかるようにした．

（4）関連図

アセスメントの全体像を把握するために関連図を作成した．関連図には，対象の年齢，性別，家族の状況，おもな病態や症状，予測される症状，検査所見，病態や症状に関連するおもな治療や処置，看護問題を示した．対象に起こっていることを図式化し，視覚的に示すことで，情報の相互の関連性や，事例の全体像をわかりやすいようにした．

顕在している問題，潜在している問題などが明らかになるよう，記号などを工夫して記載している．

（5）看護介入のポイント

具体的な看護計画は立案していない．しかし，アセスメントの結果をふまえて，看護介入の方向性を考えるポイントは示すようにした．

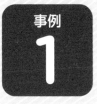

事例 1 急性胃腸炎で入院となった A ちゃん

👶 A ちゃんの紹介

　A ちゃんは 1 歳 3 カ月の女児で，母（25 歳，専業主婦），父（26 歳，会社員）と 3 人暮らし．父親の両親は遠方に住んでいるが，母親の両親は近所に住んでいる．A ちゃんに既往歴はなく，入院歴もない．ワクチンは，B 型肝炎，ロタウイルス，ヒブ，小児用肺炎球菌，四種混合 1 期の 3 回目まで，BCG，麻疹・風疹，水痘の 1 回目を接種済みである．

　普段は機嫌よく過ごしているが，2 日前から機嫌が悪くなり，ぐずる時間が多くなった．昨日から 38℃ の発熱があり，食欲もなく食事は数口食べるだけで，水分はコップ 1 杯（200 mL）程度しか飲んでいなかった．夕方より少量の水様便が 5〜6 回，陰部と肛門周囲に発赤が見られていた．入院当日の朝，水分を欲しがったためお茶を飲ませたが，すぐに黄色の水様便が 3 回続けてあり，嘔吐が見られた．病院を受診し，急性胃腸炎と診断され入院となった．

　入院時は，体温 38.5℃，脈拍 150 回/分，呼吸 40 回/分で，血圧は泣いていたため測定できなかった．身長は 76 cm，体重は 9.3 kg（入院 2 週間前の体重は 10 kg）．口唇は乾燥しており，ツルゴールは低下し，末梢に冷感があった．元気はなく，ぐったりと母親に抱かれていた．

　血液データは，RBC $450×10^4/\mu$L，Hb 13 g/dL，Ht 43%，WBC 13,000/μL，TP 7.5 g/dL，Alb 4.7 g/dL，BUN 21 mg/dL，Na 135 mEq/L，K 4.0 mEq/L，Cl 102 mEq/L であった．治療は，ソリタ-T1 号が 100 mL/時で開始され，末梢静脈内持続点滴が開始された．経口摂取は水分のみである．

　入院には母親が付き添いをすることとなり，二人部屋となった．部屋に案内すると，母親から「入院になるとは思っていなくて，本当にびっくりして．何も準備して来なかったので準備してきたいのですが，いいですか？私の母に連絡してすぐに来てもらいますので，その間だけ見ていてもらえますか？」と，入院の準備のためにいったん帰宅したいとの希望があった．母親の両親が到着するまでの間，看護師が A ちゃんと一緒にいることとした．A ちゃんは母親から離れようとせず，看護師が A ちゃんを抱きかかえると激しく泣きはじめた．母親が部屋を後にしてからもしばらく泣いていたが，そのうち母親の両親が到着すると泣き止んだ．

　母は「もう少し早く病院に来ていたらよかったのかな…」と話していた．

🔍 A ちゃんをアセスメントする視点

　A ちゃんは，疾患による症状から水分出納バランスが崩れることが身体的に重大な問題となるため，脱水症状の有無とそれに関連する情報を収集し，アセスメントすることが重要となる．小児の体液，水分出納に関しては，全体水分量の割合が高いこと，体液における細胞外液の割合が高いこと，体表面積が大きく不感蒸泄が多いため，水分代謝が速く 1 日の必要水分量が成人に比べて多いこと，腎機能が未熟で水分出納バランスが崩れや

すく，電解質バランスも崩れやすいことが特徴である．そのため，嘔吐や下痢などにより水分出納バランスを崩しやすく，水分の喪失量が摂取量を超えてしまうことにより脱水を起こしやすい．そこで，「栄養-代謝パターン」「排泄パターン」などにとくに注意する必要がある．

　また，症状が急激に悪化したことによる入院は，子どもと家族にさまざまな心配や不安を引き起こす．子どもは，急性疾患による身体的な苦痛に加え，生活環境の変化からストレスを感じることとなる．家族も，子どもの急激な症状の変化に困惑したり，自責の念をもってしまったりするなかで，入院による家族内での役割の変化などに対応しなければならない．子どもと家族がどのような心配や不安をかかえているかに着目し，アセスメントすることが重要となる．

🩺 Aちゃんのアセスメントの展開

アセスメント項目とAちゃんの情報	Aちゃんのアセスメント
1. 健康知覚-健康管理パターン	
1）出生時の状況 ・正常分娩で問題はなかった	
2）発達歴・既往歴 ・Aちゃんは1歳3カ月で，第一子である ・最近一人歩きができるようになった ・アレルギーはない ・入院2日前から機嫌が悪く，ぐずる時間が多くなっていた	・1歳3カ月頃は，運動機能として一人歩きができるようになり，小さい物をつかめるようになる時期である．微細運動についての情報は得られていないが，粗大運動については一人歩きができるようになっており，出産時も問題なかったことから，現時点で運動機能に関する問題はないと考えられる
・入院前日から発熱，下痢が続き，入院当日には嘔吐もありぐったりしてきたため病院を受診し，急性胃腸炎と診断され入院となった ・母は「もう少し早く病院に来ていたらよかったのかな……」と話していた ・治療として，末梢静脈内持続点滴が行われる．また，経口摂取は水分のみで，欲しがれば少量ずつ与えてもよいが，嘔吐，下痢が悪化するようであれば絶飲食とすることが医師から伝えられた ・点滴は左手に固定されている	・母親は，Aちゃんの状態を観察したうえで，受診行動をとれている．しかし，入院になったことで，自身の受診行動の遅さや自責の念を感じていると考えられる
・既往歴，入院歴はなく，今回はじめての入院である ・母親「急にこんなに具合が悪くなって，どうしたらいいのかと本当にびっくりしました．はじめての入院なので，Aも私も何が何だかって感じです」	・第一子ではじめての育児であり，これまで大きな病気もしたことがなかったが，今回，突然具合が悪くなったこと，また，病院を受診したところ入院になってしまったことで，母親の動揺が大きくなっていると考えられる

アセスメント項目と A ちゃんの情報	A ちゃんのアセスメント
3）健康習慣・保健行動 ・父親が毎日夕方お風呂に入れる ・予防接種は，B 型肝炎，ロタウイルス，ヒブ，小児用肺炎球菌，四種混合 1 期の 3 回目まで，BCG，麻疹・風疹，水痘の 1 回目を接種済み ・歯みがきは，母親が食後に行っている．嫌がらずに行えている ・A ちゃんの手洗い，うがいに関する情報はない ・痛みや嫌なことに対しては「イヤー」と表現する ・両親の感染予防行動についての情報はない	・乳幼児期は，子ども自身による健康管理に関するセルフケアは難しいが，家族による健康管理が行われており，現段階の健康管理は適切であると判断できる ・乳幼児期の子どもは親との接触が濃厚で，両親からの感染を受けやすい．両親の感染予防行動に関する情報はないが，急性胃腸炎と診断されたことから，何らかの感染があったと考えられる

アセスメントの結論
・親の普段の健康管理には問題はないが，A ちゃんの状態が急激に変化し，入院になったことに対して，親が不安を示している

2．栄養-代謝パターン

> **ワンポイント　アドバイス**
> 水分出納バランスは，栄養摂取状態によって崩れることがあるため，「排泄パターン」と合わせてアセスメントすることが必要である．

1）食生活の状況 ・食事は大人と同じ内容で，食べにくそうにするものは刻んでいる ・スプーンを使って食べようとするが，食べこぼしが多く，最後は母親が食べさせることが多い ・1 日 3 回食べている ・入院後，経口摂取は水分のみである	・歯の萌出とともに咀嚼運動が完成し，自分の手でつかみながら食事をする時期である．食事内容によって刻むなどの工夫がなされている ・経口摂取前後での嘔気，嘔吐，下痢などの症状の有無を観察することが必要
2）食事摂取量 ・好き嫌いはなく，食欲があり，よく食べる	・食欲旺盛で，偏食もなく食事がとれている
3）栄養状態を示すデータ ・入院 2 週間前：身長 76 cm，体重 10 kg ・入院時：身長 76 cm，体重 9.3 kg ・入院時：体温 38.5℃，脈拍 150 回/分，呼吸 40 回/分，血圧は泣いていたため測定できなかった．脈拍の不整はない	・体重が 2 週間前と比較して 7％減少し，口唇乾燥，ツルゴール低下，末梢冷感，啼泣時の涙が少ないことから，中等度の脱水があると考えられる

アセスメント項目と A ちゃんの情報	A ちゃんのアセスメント
・乳歯は，臼歯と犬歯以外生えてきた ・入院時，口唇は乾燥しており，ツルゴールは低下し，末梢に冷感があった．採血などの処置のときに泣いていたが，涙は少なかった ・元気はなく，ぐったりと母親に抱かれていた ・血液データは，RBC $450 \times 10^4 / \mu L$，Hb 13 g/dL，Ht 43 %，WBC 13,000/μL，TP 7.5 g/dL，Alb 4.7 g/dL，BUN 21 mg/dL，Na 135 mEq/L，4.0 mEq/L，Cl 102 mEq/L	・歯の萌出に問題はない ・Hb，TP は問題ないが，Ht，BUN の上昇が脱水を示している
4）発達評価指標 ・入院 2 週間前：身長 76 cm，体重 10 kg	・入院前のカウプ指数は 17.3 で正常である ・身長が 75 パーセンタイル値，体重は 75 パーセンタイル値以上 90 パーセンタイル値未満である

アセスメントの結論

・これまでの身長，体重の成長に問題はないと考えられる
・入院前は，食にかかわる発達や栄養状態は良好であった．現在，発熱や急性胃腸炎症状により消化機能が低下し，栄養や水分の吸収障害が起こり，水分・電解質が喪失し，脱水を起こしている．経口摂取は水分のみであり，胃腸脱水症状，脱水の観察を続けていく必要がある

3. 排泄パターン

> **ワンポイント　アドバイス**
> 年少児は体液組成や腎機能などの特徴により脱水を生じる危険性が高いため，水分出納バランスに注意し，慎重にアセスメントすることが必要である．

1）排泄習慣と自立度 ・入院前：排尿 5～7 回/日，排便 1～2 回/日 ・排尿，排便後に「しっこ」と教えることはある ・終日紙おむつを使用している ・入院前日から陰部，肛門周囲が発赤しており，おむつ交換のときに陰部，肛門周囲を拭くと「イヤー」と嫌がる．母親は「赤くなっているところが大きくなっています」と話している	・幼児期には，排尿 7～12 回/日，排便 1～2 回/日が見られる ・排尿，排泄があったことを周囲に伝えられるようになっており，発達段階相応の排泄状況であると考えられる ・陰部，肛門周囲の発赤は入院前日から見られ，その範囲は広がっている．下痢が続くと発赤はさらに悪化する可能性が高い

アセスメント項目と A ちゃんの情報	A ちゃんのアセスメント
2）水分出納バランス ・入院前は，お茶を 1 日 500～700 mL 飲んでいる ・入院前日から 38℃の発熱があり，食欲もなく，食事は数口食べるだけで，水分はコップ 1 杯（200 mL）程度しか摂れていなかった ・入院前日の夕方から少量の水様便が 5～6 回見られた	・幼児の必要水分量は 100 mL/kg/日である　A ちゃんの場合，入院前の体重が 10 kg であったことから 1,000 mL/日が必要となる．入院前は 1 日 3 回の食事を摂っていることから，水分と食事に含まれる水分量を考慮すると，生理的必要水分量は摂取できていたと考えられる ・入院時の体重は 9.3 kg であり，必要水分量 930 mL/日であるが，入院前日から水様便が続き，経口での水分摂取が困難であることから生理的必要水分量を摂取できない可能性が考えられる．そのため，嘔吐，下痢などの症状の有無と程度とともに，水分摂取状況，持続点滴での水分量も含め，水分出納バランスを今後も観察していく必要がある ・急性胃腸炎の症状である発熱，嘔吐，下痢が見られ，食欲と活気もなくなり，経口摂取困難になってきている．このまま症状が続き，経口摂取困難の状況が続くと，水分・電解質を喪失し，脱水が進む可能性が考えられる
・入院当日の朝，おむつに少量の排尿があった ・入院当日の朝，水分を欲しがったためお茶を飲ませたが，すぐに黄色の水様便が 3 回続けて見られた．また，嘔吐が見られたが，その後，嘔吐は見られていない ・入院時，腹部膨満はなく，腸蠕動音が亢進していた	・入院前日から水様便が見られ，入院当日は水分摂取をした直後に水様便が見られている．腸液分泌の促進や栄養・水分の吸収障害から下痢となり，水分・電解質を喪失し，脱水に至っている ・現時点では，TP7.5 g/dL と正常範囲内であるが，脱水の影響で上昇することも考えられる．胃腸炎症状の有無と程度，経口摂取状況，体重の推移，検査データの推移について引き続き情報収集することが必要である

アセスメントの結論

・入院前の排泄状況に問題はなかったが，現在は，陰部，肛門周囲の皮膚状態を観察する必要がある
・発熱，嘔吐，下痢により，電解質や水分出納バランスが崩れ，脱水の状態にある．今後，下痢が続くことでさらに電解質や水分出納バランスが崩れる可能性がある

4. 活動 - 運動パターン

1）運動機能の発達 ・一人歩きができるようになり，よくおしゃべりをしている ・右手でスプーンを持ったり，TV のリモコンを持ったりする ・点滴は左手に固定されている	・普段の様子から右利きであると考えられる．今回の点滴は左手に固定されているが，食事や遊びなどの活動へ影響することも考えられるため，観察が必要である
2）遊び ・家の中では活発に動き回っていることが多い	・1 歳半頃までは，感覚機能や運動機能を働かせる感覚運動遊びの時期である．持続点滴をしているため，普段と同じような感覚運動遊びができない可能性があり，発熱や脱水の状態に合わせて援助を考えていく必要がある

アセスメント項目とAちゃんの情報	Aちゃんのアセスメント
3）1日の活動パターン ・保育園には通っておらず，日中は母親とTVを見たり，近所を散歩したりして機嫌よく過ごしている ・今回，2人部屋に入院となった	・入院前は家庭での生活が中心であった．今回の入院によりベッド上での生活となることで，これまでと同じように遊べなくなる可能性がある．そのため，入院後の経過のなかでのAちゃんの遊びの様子について情報収集していく必要がある
4）日常生活習慣の自立状況 ・食べこぼしが多く，母親が着替えをさせている ・発汗が多いため，家の中では薄着で過ごしている	・1歳頃から着ているものに興味をもちはじめ，1歳半頃から一人で脱ごうとする時期である．現時点で母親が着替えをさせていることにとくに問題はない
5）呼吸・循環機能 ・入院時，体温38.5℃，脈拍150回/分，呼吸40回/分，血圧は泣いていたため測定できなかった．脈拍の不整はない	・脈拍と呼吸数の増加は，発熱，脱水によるものであると考えられる ・啼泣により入院時の血圧を測定できなかった．脱水の程度により血圧へも影響するため，脱水症状やAちゃんの機嫌，身体状況にとともに，Aちゃんにわかる言葉で説明し，母親などの付き添い者の協力も得ながら測定する必要がある

アセスメントの結論

・発熱や脱水による身体症状や，入院による遊びへの影響を観察し，身体状態に合わせて援助する必要がある
・発熱や脱水により脈拍，呼吸数に変化が生じているが，呼吸，循環機能に問題はない

5. 睡眠−休息パターン

1）睡眠習慣 ・6時頃に起床し朝食 ・10時頃から1〜2時間の昼寝 ・12時頃昼食 ・14時頃から1〜2時間の昼寝 ・18時〜19時頃に入浴と夕食 ・21時には就寝 ・午前と午後の昼寝を合わせて，睡眠時間は11〜13時間	・1歳頃の睡眠時間は，昼寝と合わせて約12時間となる．入院前の睡眠時間は11〜13時間であるから，十分な睡眠をとれていた
・タオル地のウサギのぬいぐるみがお気に入りで，寝るときは必ずそのぬいぐるみを抱きかかえて寝ている ・ウサギのぬいぐるみがないと，ぐずったり，途中覚醒したりする	・寝るときは必ずぬいぐるみを抱きかかえて寝ており，Aちゃんにとってこのぬいぐるみはとても大切なものである．とくに入院中は，このぬいぐるみは睡眠に欠かせないものであると考えられる．安心して睡眠をとるためにも，両親に持参してもらうよう伝える必要がある

アセスメント項目とAちゃんの情報	Aちゃんのアセスメント
2）家族の睡眠習慣 ・父親と母親はAちゃんより早めに起床し，22〜24時頃に就寝する	・入院やAちゃんの状態により，母親の生活環境も変化すると考えられる．母親の睡眠や休息の状況について観察していく必要がある

アセスメントの結論

・入院前は十分な睡眠時間をとれていたが，急性胃腸炎の症状や入院，現在，お気に入りのぬいぐるみが手元にないことから，十分な睡眠時間が確保できない可能性がある

6. 認知−知覚パターン

1）感覚器の機能 ・嫌なこと，痛いことに対しては，泣いて「イヤー」と表現することが多い ・TVに食べ物が出てくると「マンマ」と言うことがある	・「イヤー」と，言葉で嫌なことや痛いことを表現していることから，このような言葉が聞かれたときに，嫌なことがあるのか，身体的に痛みを感じているのかを，全身状態と合わせて観察していく必要がある
2）コミュニケーションの手段（言語的，非言語的） ・「パパ」「ママ」など，話す言葉が多くなってきている	・1歳前後に意味のある言葉は発した後は，語彙が増加するなど言語能力が急速に発達していく．1歳頃より有意語が出現しはじめる．1歳〜1歳半は一語文を中心とする時期であり，Aちゃんは年齢相応の発達である
3）認知機能 ・両親や母親の両親（母方祖父母）にはなついているが，母親の友人など普段あまり会わない人には，人見知りをして泣いてしまう．慣れるのにも時間がかかる	・7カ月頃から人見知りをするようになる．Aちゃんにとってはじめての入院であり，見知らぬ人に囲まれた環境に不安を感じると考えられる

アセスメントの結論

・言語，知覚，認知反応は，年齢相応の発達段階である
・生活環境の変化による不安があり，Aちゃんの言動を観察し，その意味を家族とともに考えながら援助していく必要がある

7. 自己知覚−自己概念パターン

1）自己概念 ・食事を自分で食べたがる．スプーンを持って口まで持っていくが，上手に食べられないことも多く，母親が手伝おうとすると嫌がる	・1歳頃から自我が芽生え，自己主張するようになる時期である
2）ボディイメージ ・情報なし	

アセスメントの結論

・自我の芽生えなど年齢相応の反応といえる

アセスメント項目とAちゃんの情報	Aちゃんのアセスメント

8. 役割-関係パターン

> **ワンポイント　アドバイス**
>
> 子どもの急な入院は，家族へ大きな影響を与える．とくに母親は，自らの養育行動などへの自責の念，育児への自信喪失などを生じやすいので「健康知覚-健康管理パターン」「役割-関係パターン」から，家族の不安などを確認する必要がある．

アセスメント項目とAちゃんの情報	Aちゃんのアセスメント
1）家族の状況 ・家族構成は，26歳の父親，25歳の母親との三人暮らし ・母親は専業主婦 ・父親の両親は遠方だが，母親の両親は近所に住んでいる	・家族三人暮らしで核家族である．父親の両親は遠方だが，母親の両親は近所に住んでおり，時折Aちゃんを預けるなど普段からの交流もある
2）養育者の役割・関係性 ・Aちゃんは母親の両親にはなついており，時々預けることもあるが，機嫌よく過ごしている ・父親は育児を積極的に手伝ってくれるが，週末も仕事や出張で不在にすることがある ・母親が付き添いで入院することになった ・母親「入院になるとは思っていなくて，本当にびっくりして」 ・母親「Aは，自宅と私の両親の家以外で寝るのがはじめてなんです．もうどうしたらいいのか，本当に不安で……　Aもいつもより機嫌が悪いし，何だかぐったりしているし，この子，大丈夫ですか……　もう少し早く病院に来ていたらよかったのかな，もっと早く……」と落ち着かない様子で話す	・Aちゃんがなついている母親の両親から，入院中の協力を得られやすいと考えられる．また，父親は仕事で不在にすることもあるが，子育てには積極的に参加しており，仕事の状況によっては，母親との付き添い交代も可能だと考えられる ・入院という環境の変化がはじめての体験であり，母子ともに不安に感じている ・いつもより機嫌が悪く，ぐったりしているAちゃんを見て，母親はAちゃんが入院となったことへの自責の念を感じている

アセスメントの結論
・入院中，母親の両親から協力を得られやすい環境である
・母親は，Aちゃんが入院となったことへの自責の念を感じていると考えられるため，母親へのかかわりを考えていく必要がある

9. セクシュアリティ-生殖パターン

アセスメント項目とAちゃんの情報	Aちゃんのアセスメント
1）性の意識 ・情報なし	・幼児期では，2歳頃から外見の違いにより性別に気づき，区別するようになる．Aちゃんは1歳3カ月であり，現時点ではこのパターンに関する問題は考えられない

アセスメントの結論
・なし

アセスメント項目とAちゃんの情報	Aちゃんのアセスメント

10. コーピング-ストレス耐性パターン

> **ワンポイント　アドバイス**
> 1〜3歳児は分離不安が強い時期であることを理解したうえでの対応が必要である．一方，付き添いの家族にとっては，子どものそばを離れられないことが疲労につながる場合もあるため，状況のアセスメントが重要である．

1）ストレス反応 ・普段は機嫌よく過ごしていることが多い ・母親が付き添いで入院することになった ・はじめての入院である	・生後6カ月〜2,3歳頃までは，愛着をもつ人に対して，愛着行動を示す時期である．また，1歳頃から分離不安が強くなる．母親は入院中の付き添いをするため，これまでと同様にAちゃんのそばにいることとなる
・入院準備のために帰宅する際，Aちゃんを看護師に預けようとするも，Aちゃんは母親から離れようとしなかった．看護師がAちゃんを抱きかかえると激しく泣きはじめた．母親が部屋を後にしてからもしばらく泣いていた	・母親が入院準備をする短時間であっても，Aちゃんは母親から離れることに強い不安反応を示している．年齢から考えれば普通の反応といえるが，Aちゃん自身の心身の安定をはかるための工夫と，子どもの反応による母親自身の不安の解消や疲労への対応が重要である
・母親と一緒にいたときも，看護師が抱きかかえたときも，「あっち！　あっち！」と泣きながら病室の出入口を指さしていた ・Aちゃんの機嫌がいつもより悪く，母親からなかなか離れられず，母親は「普段から人見知りだけど，こんなに離れられないことってなくて……　どうしたらいいんだろう……」と戸惑っている様子が見られた ・嫌なこと，痛いことには，泣いて「イヤー」と表現することが多い	・病室にいたくないということを表現しており，入院という環境の変化に気づいていると考えられる．また，啼泣があり，環境の変化によるAちゃんのストレスが考えられる

アセスメントの結論
・入院により，環境が変化し，母子ともに不安がある

11. 価値-信念パターン

1）養育者の価値・信念 ・情報なし	・家族の子育てに関する価値観などが子どもへの対応にも影響するため，家族がどのような価値観をもってAちゃんに接しているかなど，今後，情報収集する必要がある
2）道徳性の発達 ・情報なし	

アセスメントの結論
・家族の子育ての価値観や対応の様子について情報収集をする

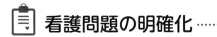 看護問題の明確化 ··

#1 発熱，下痢，嘔吐による脱水状態

>> 根拠となるアセスメント

「栄養–代謝パターン」「排泄パターン」より

- ・発熱や急性胃腸炎の症状により，水分・電解質が喪失し，脱水の状態である

#2 下痢に伴う陰部，肛門周囲の発赤の悪化

>> 根拠となるアセスメント

「排泄パターン」より

- ・陰部，肛門周囲の発赤が悪化しており，下痢が続くと発赤はさらに悪化する可能性が高い

#3 突然の入院や治療に伴うAちゃんのストレス

>> 根拠となるアセスメント

「活動–運動パターン」より

- ・発熱や脱水症状，入院による遊びへの影響を観察する必要がある

「睡眠–休息パターン」より

- ・急性胃腸炎の症状，入院，また，お気に入りのぬいぐるみが手元にないことから，十分な睡眠時間を確保できない可能性がある

「コーピング–ストレス耐性パターン」より

- ・入院により環境が変化し，Aちゃん，母親ともに不安がある

#4 突然の入院やAちゃんの急激な状態の変化による母親の不安

>> 根拠となるアセスメント

「健康知覚–健康管理パターン」より

- ・急性胃腸炎による急激な症状の変化や入院となったことについて母親の不安がある

「役割–関係パターン」より

- ・母親は，Aちゃんが入院となったことへの自責の念を感じている

「コーピング–ストレス耐性パターン」より

- ・入院により環境が変化し，Aちゃん，母親ともに不安がある

Aちゃんの関連図

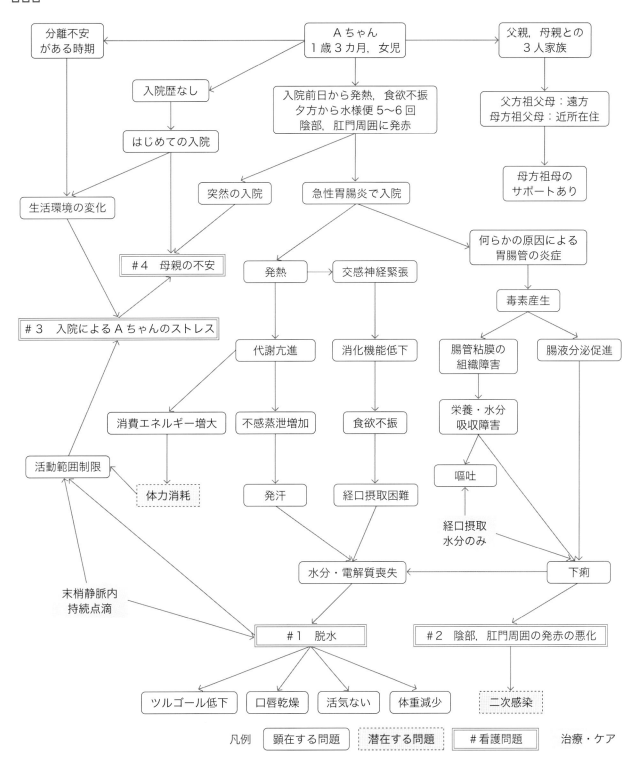

看護介入のポイント ···

#1 発熱，下痢，嘔吐による脱水状態

・脱水状態が改善され，水分出納バランスが保たれ，Aちゃんの活気がみられることを目標に，バイタルサインや脱水，急性胃腸炎に伴う症状の観察，水分出納バランスの評価，末梢静脈内持続点滴の状況を確認することが必要である．その際，Aちゃんの発達段階に照らして言動の意味を家族とともに考え，全身状態と合わせて判断していく必要がある

#2 下痢に伴う陰部，肛門周囲の発赤の悪化

・陰部，肛門周囲の発赤が悪化せず改善することを目標に，下痢の有無や程度，水分出納バランスの評価，陰部，肛門周囲の皮膚状態，痛みの有無や程度を観察する必要がある
・陰部，肛門周囲の洗浄時，必要に応じて汚れを洗浄剤などで洗い流し，皮膚をこすらないように注意する必要がある．頻回な洗浄により皮膚のバリア機能が低下する可能性があるため，皮膚状態を観察しながら援助する必要がある
・母親が，陰部，肛門周囲の清潔を保持するための手技を獲得できるよう説明し，手技を確認する必要がある

#3 突然の入院や治療に伴うAちゃんのストレス

・Aちゃんが状態に合わせて機嫌よく過ごせることを目標に，身体的な観察とともに，睡眠状況，活動時の様子，言動，活気，機嫌などを観察する必要がある．その際，Aちゃんの発達段階から，分離不安がある時期であり，一時的であっても母親と離れることはAちゃんにとってストレスとなる．Aちゃんの言動の意味を家族とともに考え，全身状態と合わせて判断する必要がある
・観察や援助の際，Aちゃんとのコミュニケーションを大切にする．Aちゃんの馴染みのあるおもちゃなどを使用したり，必要時は母親の協力を得たりして，Aちゃんが安心できる環境になるよう心がける．その際，Aちゃんの発達段階から，できるだけ具体的で短い言葉で伝え，Aちゃんの反応を確認しながら観察や援助を行う

#4 突然の入院やAちゃんの急激な状態の変化による母親の不安

・母親が不安を表出できることを目標に，Aちゃんの身体的な観察と合わせて，母親の食事，睡眠や休息の状況，Aちゃんの状態や援助に対する理解，行動などを観察する必要がある
・現在のAちゃんの状態や援助の意味を丁寧に説明し，母親の言動を確認しながら，母親が疑問や心配事を表出しやすい環境を心がける
・母親の健康状態を観察し，訪室のタイミングを考える．また，サポート環境の調整について母親と一緒に考えるなどする
・母親のできている観察や援助内容を肯定的にフィードバックし，不安なことは母親と一緒に観察や援助を行う

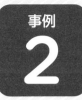

事例 2 はじめての入院で手術を受ける B くん

😊 B くんの紹介

　B くんは 5 歳の男児で，父（31 歳，会社員），母（30 再，専業主婦）と，三人暮らしをしている．昨年から幼稚園に通いはじめたが，1〜2 カ月間隔で高熱と扁桃腺が腫れる症状を繰り返し，そのたびに幼稚園を休み，小児科を受診していた．また，6 カ月前から睡眠中のいびきと睡眠時無呼吸が認められている．診断名は，アデノイド増殖症，反復性扁桃炎で，主治医から就学前に切除することをすすめられ，手術（口蓋扁桃摘出術，アデノイド切除術）目的で入院となる．

　入院時は，身長 105 cm，体重 16 kg，体温 36.9 ℃，脈拍 98 回/分，呼吸数 26 回/分，血圧 92/60 mmHg であった．血液データは，RBC 500×10^4/μL，Hb 13.2 g/dL，Ht 36.0%，PLT 15×10^4/μL，WBC 8,000/μL，TP 7.5 g/dL，Alb 4.0 g/dL，BUN 10 mg/dL，Na 138 mEq/L，K 4.0 mEq/L，Ca 5.0 mEq/L，Cl 100 mEq/L，GOT 17.5 IU/L，GPT 5.5 IU/L，CRP 0.1 mg/dL であった．

　B くんは，これまでの乳幼児健診では問題なく経過している．ワクチンは，B 型肝炎，ロタウイルス，ヒブ，小児用肺炎球菌，四種混合（DPT-IPV），BCG，麻疹・風疹，水痘，日本脳炎を接種済みである．既往歴として，4 歳時におたふくかぜに罹患した．現在，幼稚園年長組で元気に登園している．体を動かすことが好きで，幼稚園の他に週 1 回体操教室にも通っている．

　はじめての入院で，母親が付き添いをする予定である．母親は「いままで大きな病気をしたこともなく元気に育ってきたので，入院するなんて考えたこともなかったです」「先生から手術の説明は聞きしましたが，心配です」「B には『病院に泊まって手術するのよ』と言っていますが，本人が手術のことをどこまで理解しているかわかりません」などと話す．B くんは，看護師の問いかけに緊張した様子で「病院にお泊りして，手術して，喉のバイ菌をやっつけるの」と答える．

🔍 B くんをアセスメントする視点

　B くんは，計画手術ではじめての入院となった．計画手術を受ける小児は，基本的に手術前日に入院する．そのため，入院日に，翌日の手術を安全に受けられるか否かのフィジカルアセスメントを正確に行う必要がある．また，子どもと家族が手術をどのようにとらえているのか，親から子どもへの説明内容の確認，子どもの理解度・受容度の確認，手術に対する不安や心理的混乱の有無などをアセスメントすることも重要である．小児の手術のほとんどが全身麻酔下で行われることから，手術後に合併症が潜在的に存在すること（呼吸機能の低下，水分出納バランスの乱れ，免疫機能の低下など）を予測したアセスメントも必要である．手術による子どもへの影響は発達段階により大きく異なるため，小児の身体的・心理的特徴を理解し，分析・判断することが大切である．

B くんのアセスメントの展開

アセスメント項目と B くんの情報	B くんのアセスメント

1. 健康知覚−健康管理パターン

> **ワンポイント　アドバイス**
>
> 小児の手術は，親（保護者）の同意を得なければならない．そのため，親が今回の手術をどのように考えているか，また，子どもの疾患や手術に対する親の自責の念の有無などを含めアセスメントする必要がある．

アセスメント項目と B くんの情報	B くんのアセスメント
1）出生時の状況 ・妊娠週数 39 週，正常分娩 ・出生時体重 3,050 g，身長 49.0 cm	・満期産であり，体重，身長はいずれも 10〜90 パーセンタイルの範囲内にあることから，B くんの出生時に問題はないと考えられる
2）発達歴・既往歴 ・発育，発達歴に問題なし	・発育，発達歴に問題がないことから，B くんはこれまで健康であったと考える
・既往歴：4 歳時におたふくかぜに罹患 ・現病歴：昨年から 1〜2 カ月間隔で高熱・扁桃腺腫脹を繰り返す．6 カ月前から，睡眠中のいびきと睡眠時無呼吸がある ・覚醒時は鼻閉，口呼吸を認める ・アレルギー（食物，薬物）なし	・扁桃腺の急性増悪を反復（反復性扁桃炎）している．細菌およびウイルスによる感染症で，発熱・咽頭痛・嚥下障害などを起こすことから，頻回の発症は B くんにとって苦痛であることが予測される．また，幼稚園を休むことで QOL の低下にもつながる ・アデノイド（咽頭扁桃）は 4〜6 歳頃に最も大きく増殖する．アデノイド肥大により鼻腔後部が塞がれ，鼻閉や副鼻腔炎の原因になる．また，アデノイド増殖の関与により，気道が閉塞され，睡眠時の呼吸が妨げられた結果，B くんにいびきや睡眠時無呼吸が発生していると考えられる
3）健康習慣・保健行動 ・ワクチンは，B 型肝炎，ロタウイルス，ヒブ，小児用肺炎球菌，四種混合（DPT−IPV），BCG，麻疹・風疹，水痘，日本脳炎を接種済み ・発熱時は幼稚園を休み近医受診している ・母親「幼稚園に入ってから 1〜2 カ月おきに熱を出すので，熱さましの座薬とアイスノンが必需品です」 ・母親「喉が痛いと言ったら，熱が出る前兆です」 ・母親「うがい・手洗いをさせるよう気をつけていました」	・予防接種も受けており，母親は B くんの健康管理を適切に行っていたと思われる ・子どもの扁桃組織は生理的に肥大するといわれている（4〜5 歳で肥大の速さが急速になり，7〜8 歳でピークに達する）．扁桃がやわらかく肥大してスポンジ機能がよいため，起炎菌を取り込みやすい．かつ，陰窩内で菌が増殖しやすく，病原菌への抵抗力が十分でないことから急性扁桃炎を発症したと考える ・B くんは幼稚園に入園し，集団生活を送ることで感染に曝露される機会が増加し，急性扁桃炎による発熱を繰り返していたと考えられる．B くんが発熱した際，母親は，家庭での対応，および受診行動を適切に行っており，保健行動がとられている

アセスメント項目とBくんの情報	Bくんのアセスメント
・母親「先生から手術の説明は聞きしましたが，心配です」	・母親は，Bくんのはじめての入院・手術に対して不安を感じている様子である．子どもは，家族の不安を敏感に感じ取るため，子ども自身の不安の助長や心理的混乱につながるおそれがある．家族の不安に関して情報収集し，不安が軽減するよう援助する必要がある
・歯磨き，洗顔は自分でできる ・外出後のうがい，手洗いは習慣化している ・入浴は毎日，父と入る．体は自分で洗う	・幼児期後期は基本的生活習慣が確立する時期であり，Bくんの清潔に関する習慣は，ほぼ確立していると思われる．とくに，口腔の清潔行動は，術後の創部の感染予防として必要であるから，継続できるよう援助していく

健康知覚−健康管理パターンに関するアセスメントの結論
・Bくんの成長，発達は良好であり，親の保健行動に問題はない
・アデノイド増殖症，反復性扁桃炎のため手術適応となる
・Bくんの入院・手術に対して，家族（母親）の不安がある

2. 栄養−代謝パターン

> **ワンポイント アドバイス**
> 小児の手術のほとんどは全身麻酔下で行われる．身体機能の未熟性を考慮し，術中，術後の代謝や水分出納バランス，呼吸，循環などの全身機能のアセスメントと合併症リスクのアセスメントが重要である．

1）食生活の状況 ・箸を使って食べる ・食事前後のあいさつができる	・Bくんの食事に関する習慣は自立していると思われる
2）食事摂取量 ・食事は1日3食，食欲あり ・好き嫌いはなく，大人と同じものを食べる ・15時頃，おやつ（牛乳，果物，またはクッキーなど）を食べる	・幼児期は運動量が増えるため，相応のエネルギーが必要となる．Bくんは1日3回の食事の他におやつで栄養を補っており，成長発達のために必要な栄養を摂取できていると思われる
3）栄養状態を示すデータ ・入院時の体温：36.9℃，脈拍98回/分，呼吸数26回/分，血圧92/60 mmHg ・RBC 500×10^4/μL，Hb 13.2 g/dL，PLT 15×10^4/μL，TP 7.5 g/dL ・WBC 8,000/μL，CRP 0.1 mg/dL ・ESR：1時間値9 mm，2時間値24 mm ・尿検査：尿蛋白定性（−），尿糖定性（−），尿潜血反応（−），尿pH 5.5，尿比重1.020，BUN 10 mg/dL，Cr 1.0 mg/dL ・乳歯20本，う歯なし	・平常体温である ・術前の低栄養は，術後の創部の修復や感染に影響を与え，回復の遅延を引き起こす可能性があるが，BくんのRBC，Hb，PLTのデータから貧血や出血傾向はみられない．TPのデータから栄養状態に問題はない ・WBC，CRPのデータから感染徴候は認められず，腎機能も正常であるから，手術を受けられる身体状況である ・幼児期は身体機能が未成熟，手術後に呼吸，循環に合併症（舌根沈下や気道浮腫による呼吸困難，水分出納のアンバランスによる脱水）を起こす危険がある．また，創部出血の危険，創痛による苦痛の可能性があり，異常の早期発見，予防のための援助を行う必要がある

アセスメント項目と B くんの情報	B くんのアセスメント
4）発達評価指標 ・身長 105 cm，体重 16 kg	・カウプ指数は 15.4 で正常である ・身長・体重ともにパーセンタイル値は，10～90 パーセンタイルの範囲内にあり B くんの発達に問題はない

栄養−代謝パターンに関するアセスメントの結論

・食生活に問題はなく，5 歳児の年齢相応の発育をしており，栄養状態は良好である
・術前の準備として，栄養管理や感染予防ができており，手術を行うことが可能である
・幼児期の身体機能は未成熟であるため，術後合併症を引き起こす可能性がある

3．排泄パターン

1）排泄習慣と自立度 ・排尿：8 回前後／日 ・排便：1 回／日 ・排尿と排便は自立しており，夜尿はない	・5 歳児の 1 日の排尿回数は約 7 回，尿量は 600～1,000 mL，また 1 日の排便回数は 1～2 回である．B くんの普段の排尿・排便回数に問題はなく，規則正しい排泄習慣を獲得していると考える
2）水分出納バランス ・水分摂取量は 1,000 mL＋α（食事）／日 ・排尿：8 回前後／日	・幼児の水分の生理的必要量 100 mL/kg／日で計算すると，B くんの水分の生理的必要量は 1,600 mL／日であり，必要量はほぼ摂取できていると思われる．また，排尿回数も正常範囲内あることから，水分出納バランスは保たれていると考える ・幼児期は体重あたりの水分出納が多いため，手術前後の絶飲食に伴う脱水の可能性や，出血や感染による排泄量の増加などの事態が生じると，脱水に陥る危険がある．手術後にこれらの予防のための援助を行う必要がある

排泄パターンに関するアセスメントの結論

・排泄状況に問題はないが，手術後は，水分出納バランスが崩れる可能性がある

4．活動−運動パターン

1）運動機能の発達 ・母親「普段は元気すぎるぐらいです．体を動かすことが好きなので，週 1 回体操教室に通わせています」	・幼児期後期には，粗大運動の調整力の向上がみられ，微細運動も完了するといわれている．B くんは幼稚園や体操教室に通い，元気に過ごしていることから運動機能は正常に発達していると考える
2）遊び ・B くん「幼稚園で，お友達と仮面ライダーごっこをしている」	・幼児期後期には社会的遊びがみられ，現実とは違う役割を演じられる知的能力や，仲間と協調し合いルールに沿って遊ぶコミュニケーション能力が発達する．B くんのごっこ遊びは社会的遊びであり，幼稚園での生活，友達関係を通して正常な成長発達をしていると考える

アセスメント項目とBくんの情報	Bくんのアセスメント
3) 1日の活動パターン ・幼稚園年長組で，元気に登園している	・幼児期後期は，発達段階に応じた運動的遊びが盛んになる．Bくんは，幼稚園や体操教室に通うことで運動能力の発達とともに健康な身体が養われており，生活リズムも確立していると考える
4) 日常生活習慣の自立状況 ・食事，排泄，睡眠，清潔，衣服の着脱は自立している	・幼児期後期は，日常生活に必要な知識や技能，社会文化的規範（マナーやルール）を獲得する時期である．Bくんは，これらの生活習慣をほぼ獲得し習慣化していることから，正常な成長発達をしていると考える
5) 呼吸・循環機能 ・呼吸26回/分，心拍98回/分，血圧92/60mmHg	・呼吸，心拍，血圧は正常値で，日々の活動を維持できる．アデノイド増殖症による睡眠時無呼吸やいびきがあるが，呼吸器感染症の症状はなく，現時点で手術を受けられる身体状況であると考える

活動−運動パターンに関するアセスメントの結論

・運動機能や遊びの発達に問題はなく，5歳児の年齢相応の成長発達をしている
・基本的生活習慣は自立しており，幼稚園での人とのかかわりや活動を通して，生活行動を広げている
・呼吸・循環機能に問題はない

5. 睡眠−休息パターン

1) 睡眠習慣 ・起床は午前7時 ・就寝は午後8時 ・起床，就寝のあいさつができる ・更衣ができる ・6カ月前から，睡眠中のいびきと睡眠時無呼吸がある ・母親「子どもなのに寝ているときのいびきがすごいんです．夜中に時々呼吸を止めるので，心配でした」	・Bくんの起床，就寝時刻は決まっており，睡眠覚醒リズムは確立していると考える ・幼児期の睡眠時間は10~11時間である．Bくんは11時間寝ているが，睡眠時無呼吸やいびきがあることから，睡眠の質に関する情報を収集する必要がある ・Bくんの睡眠中のいびきは，アデノイド肥大による鼻咽腔の閉塞が原因であると考える．高度の肥大は，いびきのみならず睡眠時無呼吸発作を引き起こすといわれており，Bくんも高度の肥大があると考えられる ・いびきと睡眠時無呼吸により，夜間に熟睡することができず，昼間の傾眠症，また，落ち着きがない，イライラしやすいなどの症状をまねいたり，肥大による物理的障害で食事摂取に問題が生じたりするなど，身体・精神発育に影響を及ぼす可能性がある．Bくんにこれらの症状があるかを情報収集する必要がある
2) 家族の睡眠習慣 ・情報なし	

睡眠−休息パターンに関するアセスメントの結論

・アデノイド増殖症による睡眠障害があるため手術の適応となる

アセスメント項目とBくんの情報	Bくんのアセスメント
6. 認知-知覚パターン	

> **ワンポイント　アドバイス**
>
> 小児にとっての手術の認識には，発達段階，疾患の種類や程度が影響を及ぼす．幼児期は自分の視点からものごとを解釈する自己中心性の特徴があることをふまえ，手術をどのようにとらえているかをアセスメントする必要がある．

アセスメント項目とBくんの情報	Bくんのアセスメント
1）感覚器の機能 ・情報なし	
2）コミュニケーションの手段（言語的，非言語的） ・あいさつができる ・両親との日常会話は問題ない ・幼稚園の先生や友達とのコミュニケーションは問題ない	・幼児期後期は，基本的な単語・文法規則・表現を習得するといわれている．Bくんも，言語的コミュニケーションをとることができ，身近な人々との関係性においても問題はなく，正常な成長発達を遂げていると思われる
3）認知機能 ・母親「本人が手術のことをどこまで理解しているかわかりません」 ・母親「ごっこ遊びが好きで，最近は仮面ライダーごっこを，お友達や父親としています」 ・Bくん「病院にお泊りして，手術して，喉のバイ菌をやっつけるの」	・Bくんの言動から，今回の入院・手術を自分なりにとらえていると思われる．しかし，母の情報から手術に対する理解度は不明であることから，術前に情報収集する必要がある ・幼児期後期の認知発達は前操作段階にある．表象を思考のなかで結びつけられるようになり，ごっこ遊びが盛んになる．遊びの様子からBくんは年齢相応の認知発達をしていると考える ・この時期は自己中心性があるため，実際の体験が想像と違う場合，修正して受け入れることができず，混乱をきたすおそれがある．また，手術を自分が悪いことをしたための罰と受け止めることもある．これらのことから，情報収集を行い，手術についての理解を深められるようなプレパレーションを行い，Bくんの心身の準備を援助する必要がある

認知-知覚パターンに関するアセスメントの結論

・コミュニケーション手段，認知機能は5歳児の年齢相応の発達であり，問題はない
・手術に対する不安や混乱を生じる可能性があるため，術前からの適切なかかわりが必要である

アセスメント項目とBくんの情報	Bくんのアセスメント
7. 自己知覚-自己概念パターン	
1）自己概念 ・Bくん「大きくなったら，仮面ライダーになる」 ・Bくん「僕，5歳だから泣かない（検査時）」	・幼児期後期の発達課題は「積極性の獲得」である．小児が困難を自らの力で乗り越えられたという経験や達成感を実感することで，自己肯定感や自信につながることになる．検査時のBくんの言動からは自分の思いや意思を他者へ伝え，前向きに取り組もうとしている様子がうかがえ，強みになると思われる．術前の検査の体験や手術が，Bくんにとって肯定的な経験となるようなかかわりが重要である
2）ボディイメージ ・情報なし	

自己知覚-自己概念パターンに関するアセスメントの結論
・幼児期後期の発達課題である積極性を身につけている．Bくんにとって手術が肯定的経験になるような支援を行う

8. 役割-関係パターン	
ワンポイント　アドバイス 手術とそれに伴うさまざまな出来事は，子どもと家族に大きな影響を与える．手術への親の迷いや葛藤の有無の確認，子どもの意思を尊重し親役割を果たしていけるかなどをアセスメントする必要がある．	
1）家族の状況 ・家族構成は，31歳の父親，30歳の母親との三人暮らし	・家族構成は核家族である
2）養育者の役割・関係性 ・主たる養育者は母親 ・母親がBくんの付き添いをする ・父親はBくんの手術当日は仕事を休む予定である ・入院中は祖父母のサポートがある	・これまでの親子関係に問題はなく，現在のBくんと母親との関係も良好で，母親がキーパーソンであると考える ・今回の入院・手術に対して，父と祖父母の協力が得られることから，家族の協力体制は整っており，問題ないと考えられる

役割-関係パターンに関するアセスメントの結論
・Bくんの手術に対する準備や家族の役割が明らかで，家族の協力体制は整っている

9. セクシュアリティ-生殖パターン	
・情報なし	

アセスメント項目とBくんの情報	Bくんのアセスメント

10. コーピング–ストレス耐性パターン

> **ワンポイント　アドバイス**
>
> 手術に際して子どもは家族と分離され，見知らぬ環境で，見慣れぬ機器に囲まれた状態になる．また，術前からの検査や処置に対する不安や恐怖，術後の疼痛や苦痛は，子どものみならず家族にとってもストレスとなるため，双方のアセスメントが必要である．

アセスメント項目とBくんの情報	Bくんのアセスメント
1) ストレス反応 ・入院時，緊張した様子であった ・仮面ライダーの人形を肌身離さず持って，術前日の検査を受ける ・母親「Bの手術は1時間ぐらいと聞いています．先生を信頼していますが，手術中に何かあったらどうしよう……　と考えると心配になります」 ・母親「Bは今回の入院がはじめてで，緊張しているようです．知り合いのお子さんも去年同じ手術を受けたのですが，手術の後，喉が痛くて機嫌が悪かったと言っていました．Bは大丈夫でしょうか？　痛い思いをさせるのはつらいです」	・今回の入院・手術ははじめての経験であり，Bくんの様子から病院という環境の変化や，術前検査に伴うストレスがあると推察される ・お気に入りの人形を持つことにより，Bくんは心理的安定をはかろうとしている（ストレスコーピング）と思われる ・母親の言動から，Bくんの入院や手術に関連したストレスを感じていると思われる．事前に受けた医師からの説明内容や母親の理解度を再度確認し，母親のストレス緩和をはかる必要がある ・今後は，術前の絶飲食，術後の活動制限や食事制限（治療食），さらに創部痛の出現など，精神的・身体的苦痛を伴うことが予測され，Bくんにとってストレスとなる可能性がある．家族（母親）と協力しながら，Bくんのストレス緩和をはかる必要がある

コーピング–ストレス耐性パターンに関するアセスメントの結論

・入院・手術に伴う環境の変化や生活上の規制に対する不安，ストレスの緩和が必要である
・Bくんの入院・手術に伴う，家族（母親）のストレスがある

11. 価値–信念パターン

・情報なし

📋 看護問題の明確化 ···

#1 入院・手術に伴う環境の変化，生活上の規制による不安・ストレス

≫ 根拠となるアセスメント

「認知−知覚パターン」より

・手術に対する不安や混乱を生じる可能性がある

「コーピング−ストレス耐性パターン」より

・入院・手術に伴う環境の変化や生活上の規制に対する不安・ストレスの緩和が必要である

#2 手術に関連した合併症（呼吸障害，循環障害，創部出血，創痛，感染）を起こす可能性

≫ 根拠となるアセスメント

「栄養−代謝パターン」より

・幼児期の身体機能は未熟であるため，術後合併症を引き起こす可能性がある

「排泄パターン」より

・手術後は，水分出納バランスが崩れる可能性がある

#3 児の入院・手術に対する家族（母親）の不安・ストレス

≫ 根拠となるアセスメント

「健康知覚−健康管理パターン」より

・Bくんの入院・手術に対して，家族（母親）の不安がある

「コーピング−ストレス耐性パターン」より

・Bくんの入院・手術に伴う，家族（母親）のストレスがある

品 Bくんの関連図 ···

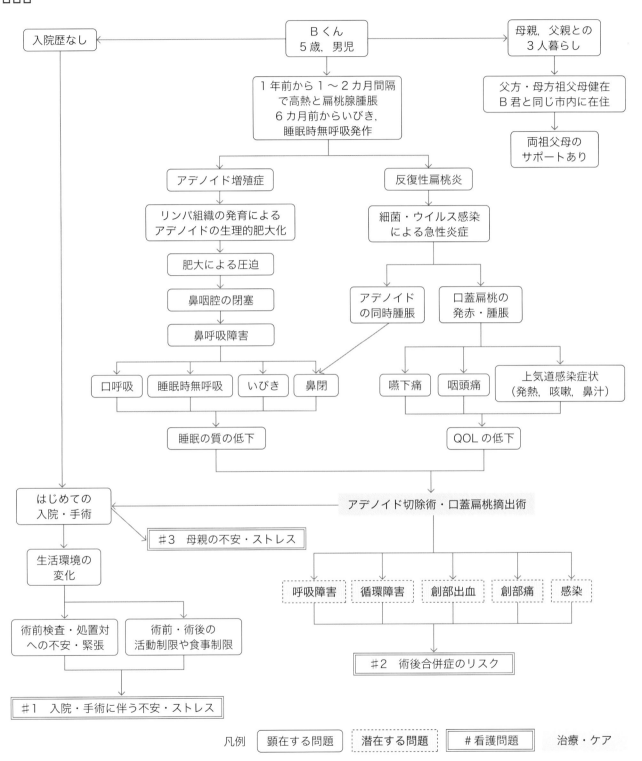

凡例　顕在する問題　潜在する問題　# 看護問題　治療・ケア

看護介入のポイント ……………………………………………………………

#1 入院・手術に伴う環境の変化，生活上の規制による不安・ストレス

- 術前においては，Bくんが最良の状態で安楽に手術を迎えられることを目標に，手術を受けられるか否かのフィジカルチェックを行い，感染予防や事故防止につとめる必要がある．また，術前のBくんの不安やストレスの緩和をはかることが重要である．プレパレーションを実施し，幼児期の発達段階に合わせて，絵本や人形，実際の医療機器などを用いて具体的な表現で説明し，Bくんの手術に対する心理的準備ができるように家族も含めて支援する必要がある

- 術後においては，Bくんの苦痛が最小限で安全・安楽に入院生活を過ごすことができることを目標に，術後に全身麻酔の影響で不穏状態になることを予測し，啼泣や体動による事故防止や，ライン類（点滴ルート，パルスオキシメーターのセンサーや心電図の電極など）による行動制限に伴う苦痛やストレスを緩和する必要がある．また，口腔内に創部が露出しているため創部痛が出現する．痛みは子どもに不安や不快をもたらすことから，創部痛の部位や程度を予測し，痛みの測定スケールなども活用し，予防的，積極的にBくんの痛みの緩和を行う必要がある

- 術後のたび重なる処置はBくんにとっては苦痛のひとつである．処置の意味をしっかりと伝え，Bくんの意思を尊重しながら協力を得るとともに，安全で効果的に行う必要がある

- Bくんとかかわる際には，がんばったことや上手にできたことを褒め，手術を乗り越えた体験を意欲につなげられるようにフィードバックすることが重要である

#2 手術に関連した合併症（呼吸障害，循環障害，創部出血，創痛，感染）を起こす可能性

- 術後合併症を起こすことなく，Bくんが安楽に過ごすことができることを目標に，麻酔および手術による影響について，全身状態の観察と異常の早期発見につとめる

- 術後は創周囲組織の腫脹により上気道が狭くなる可能性があること，創部からの出血の危険性が高い時期（術後24時間と7〜10日目）があること，食事開始後は口腔内の感染の危険があることなど，起こりうる術後合併症を予測し，これらの出現の有無を確認するとともに，合併症予防のための看護を行う

#3 児の入院・手術に対する家族（母親）の不安・ストレス

- 家族（母親）がBくんの入院や手術に対する不安を表出できることを目標に，Bくんの術前・術後の状態と合わせて，家族（母親）の不安や心配ごとを確認し，丁寧に回答していく

- 術前，術後の流れや，処置などについて家族（母親）へ説明し，理解を促す．また，家族（母親）と相談しながらBくんのプレパレーションを実施し，Bくんの反応や理解状況を確認する機会を設ける

- 手術中のBくんについて，医師と協働しながら状況や見通しについて家族（母親）へ情報提供を行う．術後は変化するBくんの状況を丁寧に伝え，家族（母親）が安心してそばにいられる時間をつくるように心がける

事例 3 潰瘍性大腸炎により長期療養が必要となったCくん

😊 Cくんの紹介

Cくんは14歳の男児で，父（43歳，会社員），母（41歳，パート職員），妹（13歳，中学1年生）と四人暮らしをしている．中学3年生であり，学校ではブラスバンド部に所属しており，やや内向的な性格である．身長は162cm，体重は53kg．

1カ月前から腹痛を伴う下痢が出現した．次第に便性が粘血性となり，下痢の回数も増加したため，病院を受診し，潰瘍性大腸炎の疑いで即日入院となる．

腹痛を伴う下痢が10回/日程度持続している．倦怠感があり，体温37.5〜37.8℃，脈拍70〜80回台/分，血圧100〜110/50〜70mmHg で経過している．血液データは，RBC 380×10^4/μL，Hb 9.6g/dL，Ht 30%，WBC 12,300/μL，TP 6.5g/dL，Alb 3.6g/dL，BUN 13.5mg/dL，Na 135mEq/L，K 3.6mEq/L，Cl 106mEq/L，CRP 4.0mg/dL，ESR 34mm/h であった．

入院後，全大腸内視鏡検査を施行し，潰瘍性大腸炎（全大腸炎型）と診断される．現在，入院3日目で，絶食，薬物療法としてペンタサ®の内服とプレドニゾロンの静脈投与，中心静脈栄養（TPN）を実施している．

Cくんに既往歴はなく，入院も今回がはじめてである．主治医からの説明の際，両親はCくんの病気や入院に対して動揺しており，「病気は治るのでしょうか」「高校受験を控えているのに大丈夫でしょうか」などの質問があった．Cくんからの質問はなく，主治医の説明に対して表情を強張らせ頷くのみだった．治療や処置に対しては協力的だが，自分から主治医や看護師に話しかけることはない．腹痛の有無や下痢の性状についての質問には短く返答をする．倦怠感が強いようでベッドで臥床し過ごしていることが多い．

🔍 Cくんをアセスメントする視点

Cくんは潰瘍性大腸炎を発症し，臨床的重症度分類では重症に分類される状態である．アセスメントでは，Cくんに現在起こっている症状の原因や症状がCくんの日常生活に及ぼす影響について分析，判断する．潰瘍性大腸炎は寛解と再燃を繰り返し，長期にわたる治療が必要な疾患であり，退院後の内服管理や食事の調整といった自己管理が重要である．また，将来的には成人診療科への移行（トランジション）が必要になる．それらを視野に入院初期から，Cくんの病気の理解度や受容状況，食習慣，学校生活などについて情報収集し，現状が寛解した後の生活に及ぼす影響について分析，判断する．さらに，Cくんは思春期にあるため，発達段階の特徴が病気やCくんの心理面や社会面に及ぼす影響についても分析，判断する．

🩺 Cくんのアセスメントの展開

アセスメント項目とCくんの情報	Cくんのアセスメント

1. 健康知覚−健康管理パターン

> **ワンポイント　アドバイス**
> 思春期に発症した長期療養が必要な疾患であり，今後の自己管理が重要となる．また，将来的には成人診療科への移行（トランジション）が必要となることから，「健康知覚−健康管理パターン」では，病気の理解や受け止め方，保健行動などの健康管理に影響を与える項目に関するアセスメントが重要である．

アセスメント項目とCくんの情報	Cくんのアセスメント
1）発達歴・既往歴 ・発達歴に問題はない．既往歴はない ・医師からの病状説明に対して頷くのみで，自ら質問することはない ・検査や処置に対しては協力的だが，自分から医療者に質問することはない ・（潰瘍性大腸炎について医師からの説明を受けて，何か疑問はないかたずねると）Cくん「とくに……」	・C君は潰瘍性大腸炎と診断されたが，今回がはじめての入院で，現在は下痢や腹痛といった症状も出現しているため，病気に対する戸惑いや不安は強いと考える ・入院により学校生活や友達と隔絶されたことで，孤独感や焦りを抱いている可能性もある．今後の病気の受け入れに影響を与えるおそれがある
2）健康習慣・保健行動 ・母「潰瘍性大腸炎は食事の影響もあるって先生から聞いたんですけど，これまでの食事がよくなかったんでしょうか……」 ・母「インフルエンザの流行期には手洗いやマスクをするように言ってました．今年は受験だし，子どもの健康管理には気をつけていたつもりです」	・母は，これまでCくんの食事や健康管理を担ってきており，今回の発症に責任を感じている様子である．思春期に病気を発症した場合，親は子どもに対して過保護や過干渉になる場合もあるため，家族に対してもC君の疾患を客観的に受け止めてサポートできるよう援助する必要がある ・潰瘍性大腸炎は，寛解後も食生活やストレスなどにより再燃する可能性があり，長期に生活管理が必要な疾患である．また，将来的には成人診療科への移行が必要であるため，Cくんのセルフケアの自立度を確認し，今後，Cくんが主体となって病気を管理できるよう援助していく必要がある
現病歴 ・1カ月前から腹痛を伴う下痢が出現．次第に便性が粘血便になり，下痢の回数も増加したため，病院を受診した	・症状出現から病院を受診するまでに1カ月と時間がかかっている．Cくんは思春期であり，下痢や血便といったデリケートな問題を家族に伝えることに恥ずかしさやためらいがあり，そういった心理が受診を遅らせた可能性がある．また，腹痛や下痢，血便の持続といった，これまでに経験したことがなく，自分ではコントロールできない状況が持続していたことは，Cくんの身体的，精神的苦痛の増大につながっていたと予測される．Cくんの今後の病気の受け止めに影響を与える可能性がある

アセスメント項目とCくんの情報	Cくんのアセスメント
3）嗜好品 ・アルコール・タバコに関する情報はない	
4）経済状況 ・父：会社員 ・母：パート職員	・潰瘍性大腸炎は，小児慢性特定疾病の助成を受けることができる．家族がこの制度を利用できるように，社会資源に関する情報を提供する必要がある

アセスメントの結論

・病気に対する戸惑いや不安，学校生活や友達からの孤独感や焦りを抱いている可能性を考え，Cくんの病気や入院に対する思いや受け止めを把握していく必要がある
・長期に生活管理が必要な疾患であり，将来的には成人診療科への移行が必要であるため，Cくんが主体的に病気を管理できるよう，日頃の健康に関する習慣や関心事などについて情報収集する必要がある

2. 栄養-代謝パターン

> **ワンポイント　アドバイス**
>
> 潰瘍性大腸炎による症状（下痢，腹痛，発熱，粘血便）そのものがCくんにとって苦痛となっている．「栄養-代謝パターン」「排泄パターン」では，症状がなぜ生じているかについて病態生理からアセスメントする必要がある．

アセスメント項目とCくんの情報	Cくんのアセスメント
1）食生活の状況 ・現在は絶食で，中心静脈栄養（2,200 mL／日）を実施している	
2）食事摂取量 ・朝食はパン食が多い ・好き嫌いはないが，肉類の摂取が多い ・母「肉類や脂っこいものは好きなほうです．食べ盛りだし，本人の好むものをよく作っていました」	・普段の食生活では肉類の摂取が多いが，潰瘍性大腸炎の誘因のひとつに食事があげられる．今後の再燃を予防するためにも，栄養士と連携して，本人と家族に食事内容や摂取方法について説明する必要がある
3）栄養状態を示すデータ ・入院前：身長162 cm，体重53 kg ・入院後：体重51 kg ・入院前後で体重が2 kg減少している	・入院前後で体重が2 kg減少している ・Cくんは，潰瘍性大腸炎の全大腸炎型と診断された．病変の広がりは全大腸に及んでおり，1カ月前から下痢が続いていること，大腸粘膜にびらんがあること，潰瘍からの持続的な出血によりHb値とHt値が低値を示していること，炎症部位からの浸出によりAlbが低値を示していることから，体重減少や貧血，低蛋白血症の状態にあり，栄養状態が悪化している．栄養状態の悪化は倦怠感や疲労感を生じさせる

アセスメント項目と C くんの情報	C くんのアセスメント
・血液データは，RBC 380×10^4/μL，Hb 9.6 g/dLl，Ht 30%，WBC 12,300/μL，TP 6.5 g/dL，Alb 3.6 g/dL，BUN 13.5 mg/dL，Na 135 mEq/L，K 3.6 m Eq/L，Cl 106 mEq/L，CRP 4.0 mg/dL，ESR 34 mm/h ・体温は 37.5〜37.8℃ ・便排泄時に腹痛や血便がある ・10 回/日程度の下痢．C くん「下痢は続いている．血も混じっている」「お腹痛い」 ・顔色不良	・現在，WBC 12,300/μL，CRP 4.0 mg/dL，ESR 34 mm/h と炎症反応も強く，大腸粘膜の炎症により発熱や腹痛もみられている ・発熱や腹痛は，代謝の亢進や嘔気，嘔吐，心拍数や呼吸数の増加，睡眠障害や不安といった症状を引き起こし，C くんの苦痛や疲労感をさらに増強させるため，発熱や血便，腹痛，倦怠感の程度，炎症反応や栄養状態を評価する検査データ等を注意深く観察し，症状緩和への援助を実施する必要がある ・潰瘍性大腸炎は中毒性巨大結腸症や消化管穿孔などを併発するおそれもあり，腹部症状や全身状態の観察も必要である．さらに，口内炎や関節炎，結節性紅斑なども出現する可能性があるため，あわせて観察していく
4）発達評価指標 ・入院前：身長 162 cm，体重 53 kg	・普段の身長，体重から BMI は 20.2 であり，中学 3 年生の発育としては標準的で，栄養面での発達にはこれまで問題がなかったと考える

アセスメントの結論
・潰瘍性大腸炎による発熱，下痢，腹痛により苦痛がある

3．排泄パターン

1）排泄習慣と自立度 ・下痢：10 回/日程度 ・便排泄時に腹痛や血便がある ・C くん「下痢は続いている．血も混じっている」「お腹痛い」	・下痢は，大腸粘膜の水・電解質再吸収障害や炎症による浸出液・粘液分泌により生じている ・頻回の下痢により肛門周囲の皮膚炎を引き起こす可能性があるため，肛門周囲の保清も重要である．C くんは思春期にあり，保清は本人や男性看護師が行うなどの配慮が必要である
2）水分出納バランス ・中心静脈栄養 2,200 mL/日 ・Na 135 mEq/L，K 3.6 mEq/L，Cl 106 mEq/L，BUN 13.5 mg/dL	・現在，中心静脈栄養から 1 日の必要水分量は補われ，Na，K などとともに正常範囲内である．下痢がさらに頻回となると，水分出納バランスが崩れ，脱水の危険を伴うため，下痢の回数や水分出納，電解質データ，体重の増減を観察する必要がある

アセスメントの結論
・下痢による脱水や頻回の下痢により，肛門周囲の皮膚炎を引き起こす可能性がある

アセスメント項目とCくんの情報	Cくんのアセスメント
4．活動−運動パターン	
1）運動機能の発達 ・情報なし	・入院後は臥床がちではあるが，日常生活動作の様子から，運動機能の発達に問題はないと思われる
2）1日の活動パターン ・中学3年生で，ブラスバンド部に所属．月〜金曜日の放課後はクラブ活動に参加している ・現在は24時間輸液しており，ベッドで臥床していることが多い．Cくん「だるい……」	・入院前は中学校に通い，放課後はブラスバンド部でも活動していたことから，学校生活に適応していたと考える ・1日の生活パターンや休日の過ごし方などについて情報収集していく
3）日常生活習慣の自立状況 ・体調の良いときにベッド上で清拭している．介助あり ・歩行可能	・腹痛や下痢，発熱といった症状により倦怠感があることや，24時間実施中の輸液により，これまで自立していた保清行動を行えない状況にある ・思春期にあるCくんにとって，保清に他者の援助が必要なことは羞恥心や自尊心の低下につながると考えられるため，本人の羞恥心やプライバシーに配慮した援助を実施する必要がある
4）呼吸・循環機能 ・脈拍数 70〜80回/分 ・血圧 100〜110/50〜60 mmHg	・脈拍数，血圧ともに正常範囲内にあり，呼吸・循環機能に大きな問題はない

> **アセスメントの結論**
> ・運動機能の発達，呼吸・循環機能に問題はない
> ・病状による倦怠感や輸液により，日常生活行動のセルフケア能力に支障をきたしている

アセスメント項目とCくんの情報	Cくんのアセスメント
5．睡眠−休息パターン	
1）睡眠習慣 ・家での状況：7時起床，24時就寝 ・病棟は21時消灯だが，起きている様子である． ・日中は臥床していることが多い ・C君「夜もトイレに行っている」	・最近の子どもは，生活パターンの夜型化が指摘されている．Cくんも普段は夜型化にあるが，夜更かし，睡眠不足は慢性疲労となり，症状再燃の危険性を伴う ・受験期にあるCくんにとって学習時間の確保も重要であるため，活動と休息のバランスがとれるよう，Cくんとともに1日の生活パターンを検討していく必要がある ・日中の活動状況とともに，熟眠感の有無や倦怠感の程度を観察していく必要がある．また，夜間の排泄状況を把握し，個室やトイレに近い病室への移動も考慮する ・頻回の下痢により夜間の睡眠が障害されている．Cくんは症状により倦怠感があり，睡眠の障害によってさらなる倦怠感や苦痛につながると考えられる

> **アセスメントの結論**
> ・下痢により夜間の睡眠が障害されている

アセスメント項目と C くんの情報	C くんのアセスメント

6. 認知−知覚パターン

1）感覚器の機能 ・視力：左右とも 1.0 ・聴力：学校の健康診断で問題と指摘されたことはない	・視力や聴力，痛覚といった感覚器の機能に問題はない
2）コミュニケーションの手段（言語的，非言語的） ・C くんに痛みの程度をたずねると「便が出るときはお腹痛い」 ・医療者が症状について質問すると答えるが，自分から痛みを訴えてくることはない ・トイレ歩行時には，腹部を押さえ苦悶様の表情がある	・C くんは自分から腹痛を訴えることがないが，排便時の行動や表情から腹痛の程度は強いと考える ・C くんは，ピアジェの認知発達の段階では形式的操作段階にある．この段階では具体的な状況にとらわれず，目には見えない現状についても抽象的，論理的に思考できることから，C くんも腹痛の原因について病気との関連から理解することが可能である ・疼痛は，苦痛や不安を助長するため，腹痛が起こる理由やその緩和方法について説明し，本人からも痛みを表出してもらえるように働きかける必要がある

アセスメントの結論

・感覚器・言語の機能に問題はないが，自分からの訴えは少ない．年齢的にも自分を表現することが少ないため，本人の思いを表出する働きかけが必要である

7. 自己知覚−自己概念パターン

> **ワンポイント　アドバイス**
> 病状により，日常生活にも影響が出ている．思春期においては，セルフケア活動の阻害，自尊心の低下などを視野に入れ「自己知覚−自己概念パターン」「コーピング−ストレス耐性パターン」とも関連させてアセスメントする必要がある．

1）自己概念 ・情報はない	
2）ボディイメージ ・母「最近は，鏡を見ること多くなってきたかな．そのことを言うと怒るんですけど，父親に体を鍛えたいとか言ってみたいです」 ・治療としてプレドニゾロンを静脈投与中	・思春期には自分の身体に関心が向かい，体型や容貌を気にするようになる．また，自分に自信がもてず，自分が他人の目にどう映っているのか気にするようになる．C くんの最近の言動からも身体への関心が高まっていると考えられる ・思春期には，身体への関心をきっかけに自分を見つめ直し，自己同一性を確立していくが，C くんは治療としてステロイド薬を服用しているため，満月様顔貌やにきびといった副作用が出現したり，ステロイド薬の使用が長期にわたる場合は，低身長，低体重，第二次性徴発来の遅延などの成長障害をきたしたりするおそれがある

アセスメント項目とCくんの情報	Cくんのアセスメント
	・これらの副作用は，Cくんのボディイメージを変容させ，劣等感を抱かせるおそれや自己同一性の確立にも影響を与える可能性がある．また，怠薬といった治療のアドヒアランスの低下にもつながる可能性がある

アセスメントの結論

・ステロイド薬の使用により，満月様顔貌やにきび，成長障害などの副作用が生じる可能性が高く，ボディイメージの変容をきたす可能性がある
・ステロイド薬の副作用の観察とともに，その使用目的について説明し，本人が治療を納得して受け入れられようにする必要がある

8. 役割－関係パターン

> **ワンポイント　アドバイス**
>
> 子どもの病気や入院は，家族にも多大な影響を及ぼす．「役割－関係パターン」では，両親やきょうだいへの影響についてアセスメントする必要がある．また，長期療養が必要な疾患のため，社会資源を紹介するなどの援助も必要となる．子どもの入院が家族の経済面に及ぼす影響について「健康知覚－健康管理パターン」や「価値－信念パターン」と関連させてアセスメントする必要がある．

アセスメント項目とCくんの情報	Cくんのアセスメント
1）家族の状況 ・父，母，妹（中学1年生）の四人家族 ・母は毎日面会に来ている．面会時のCくんの表情はおだやかである ・父と妹は休日に面会予定	・母の面会時，母を疎ましがる発言があるが，表情はおだやかであることや，父や妹も休日には面会に来る予定があることから，家族関係は良好と考える
2）養育者の役割・関係性 ・（母に対して）Cくん「心配しすぎ……　うるさい……」 ・最近は，家族に対して距離を置いているような感じがあった	・思春期は，家族から心理的に自立する時期にあるが，Cくんも同様の段階にあると考える．しかし，今回の発症により家族に対する依存度が強まる可能性や，家族がCくんに対して過保護や過干渉になる可能性もある．不健康な家族関係は病気管理にも影響を及ぼすおそれがあるため，Cくんと家族の関係性について今後も注意して観察する必要がある ・妹に関する情報が得られていないため，妹が兄の病気や入院をどう考えているか情報を得る必要がある
3）学校，クラブでの役割や関係 ・母「友達との関係は大事にしているみたいです．家族で旅行に行くより，友達との遊びを優先しているし……」	・「11. 価値－信念パターン」の2）を参照

アセスメントの結論

・これまでの家族関係は良好である．しかし，病気発症による家族間の役割や関係性の変化に注意が必要である
・病気や入院による友人関係，学校での役割への影響について継続的に情報収集を行う

アセスメント項目と C くんの情報	C くんのアセスメント

9. セクシュアリティ−生殖パターン

アセスメント項目と C くんの情報	C くんのアセスメント
1）第二次性徴と生殖器の発達（初潮，月経） ・身長 162 cm（昨年からの伸び 9 cm） ・変声あり	・第二次性徴は，男子では咽頭の発達に伴う変声から始まり，恥毛発生，射精と続く．身長や体重の増加も著しい ・C くんも変声がみられ，身長も 1 年間で急速に伸びていることから，第二次性徴が進行していると考えられる ・C くんはステロイド薬を使用しているため，副作用が出現する可能性がある
2）性の意識 ・性役割に対する意識や，性に対する関心について情報はない	・第二次性徴の発現によって，男であること，女であることを実感し，性差を意識した行動をとるようになり，思春期中期に入ると性的欲求へと変化する．男女とも性や男女交際への関心が高まる．C くんはこの時期に入院し，学校生活から隔絶されたことにより，以上のような思春期における性的傾向に少なからず影響を受ける可能性があるため，C くんの性に対する関心などについて今後情報を得ていく必要がある

アセスメントの結論

・第二次性徴などの発現時期にあたり，副作用なども考え，身長，体重，第二次性徴の進行状況を適宜モニタリングしていく必要がある

10. コーピング−ストレス耐性パターン

アセスメント項目と C くんの情報	C くんのアセスメント
1）ストレス反応 ・潰瘍性大腸炎により，腹痛，血性の下痢，発熱，倦怠感が生じている ・聞かれたことには答えるが，自分から発言することはない ・検査や処置には協力的である ・母「入院したことや病気について，私にもあんまり話してくれないんです．ショックを受けているみたいです」 ・（潰瘍性大腸炎について医師からの説明を受けて，何か疑問はないかたずねると）C 君「とくに……」	・腹痛，下痢，発熱といった潰瘍性大腸炎の症状に伴う苦痛や，入院に伴う環境の変化および活動制限などが，C くんにとってストレスとなっていると考える ・思春期では，病気や入院に対する反応として，いら立つ，医療者を無視する，反抗するなどの態度をとる場合もあるが，C くんは検査や処置に協力的であり，表面上はおだやかに過ごしている ・家族にも病気について話をしていないことや，医療者に自分から話しかけることはないことから，病気や自分が置かれている現状を受け止めきれず，感情を押さえ込んでいる可能性や，C くんはもともと内向的な性格に加え，思春期にあるため，自分の思いを十分に表出できていない可能性が考えられる

アセスメント項目とCくんの情報	Cくんのアセスメント
	・Cくんは今回がはじめての発症で，入院経験もないことから，かかえているストレスを自己コントロールするには限界がある．Cくんにとって話しやすい存在となれるよう，病気や入院生活について本人が知りたいことを中心に情報を提供し，子ども扱いはせずCくんのペースに合わせてコミュニケーションをはかることが大切である

アセスメントの結論

・症状に伴う苦痛や環境の変化などがストレスになっていると考えられるが，ストレスや不安を表出することなく対処している可能性がある
・Cくんのストレスに対するコーピングパターンについて情報を収集し，Cくんが状況を理解し，サポートを求めるなどの対処行動をとれるよう援助する必要がある

11. 価値-信念パターン

1）養育者の価値・信念 ・主治医から病気を説明する際，家族に動揺している様子があった ・母「将来のことを考えたら，少しでも偏差値の高い高校に行ってもらいたいと思ってたんですけれど……　いまは，そんなことを言ってられないねって，夫とも話してます」 ・母は毎日面会に来ている．父とともに潰瘍性大腸炎のことについて本を読んだり，インターネットで調べたりして勉強している	・家族は，Cくんの健康を一番に考えていることがわかる．家族もCくんの発症に対して不安や葛藤を感じているため，両親の子どもに対する考えを尊重し，家族がCくんの病気を受け止め，Cくんの生活をサポートできるように，社会資源に関する情報提供も含め，家族を支援する
2）子どもの価値・信念 ・母「友達との関係は大事にしているみたいです．家族で旅行に行くより，友達との遊びを優先しているし……」 ・母「入院してからも，友達とはSNSで連絡を取り合っているみたいです」	・思春期は，仲間集団に対する帰属意識が高く，Cくんにとっても友人の存在は大きいと考える．学校の友人との交流が途絶えないように見守っていく必要がある ・また，同年代や少し年上の同じ病気の仲間と交流することで，ピア・サポートを引き出し，入院生活の励みや病気や現状の受容にもつながることから，同病の患児との交流を促していく
3）道徳性の発達 ・情報なし	

アセスメントの結論

・入院・治療が長期化するなかで，本人や家族が大事にしたい点などを継続して確認していく必要がある

📋 看護問題の明確化 ⋯⋯⋯⋯⋯⋯⋯⋯⋯⋯⋯⋯⋯⋯⋯⋯⋯⋯⋯⋯⋯⋯⋯⋯⋯

#1 潰瘍性大腸炎による発熱，下痢，腹痛により苦痛症状がある

≫ 根拠となるアセスメント

「栄養−代謝パターン」より

- ・発熱，下痢，腹痛により苦痛がある
- ・下痢などにより，栄養状態の悪化が生じている

「睡眠−休息パターン」より

- ・下痢により夜間の睡眠が障害されている

#2 今回がはじめての発症・入院であり，病気を受容できない可能性がある

≫ 根拠となるアセスメント

「健康知覚−健康管理パターン」より

- ・病気に対する戸惑いや不安，学校生活や友達からの孤独感や焦りを抱いている可能性がある
- ・長期に生活管理が必要な疾患であり，主体的に病気を管理するための援助が必要である

「コーピング−ストレス耐性パターン」より

- ・ストレスや不安を表出することなく対処している可能性がある

#3 下痢により，夜間の睡眠が障害されている

≫ 根拠となるアセスメント

「睡眠−休息パターン」より

- ・下痢により，夜間の睡眠が障害されている

#4 倦怠感や活動の制限により，セルフケア行動が十分にとれない

≫ 根拠となるアセスメント

「活動−運動パターン」より

- ・病状による倦怠感や輸液により，日常生活行動のセルフケア行動に支障をきたしている

#5 ステロイド薬使用により，ボディイメージの変容をきたす可能性がある

≫ 根拠となるアセスメント

「自己知覚−自己概念パターン」より

- ・ステロイド薬使用により，満月様顔貌やにきび，成長障害などの副作用が生じる可能性が高く，ボディイメージの変容をきたす可能性がある

Ｃくんの関連図

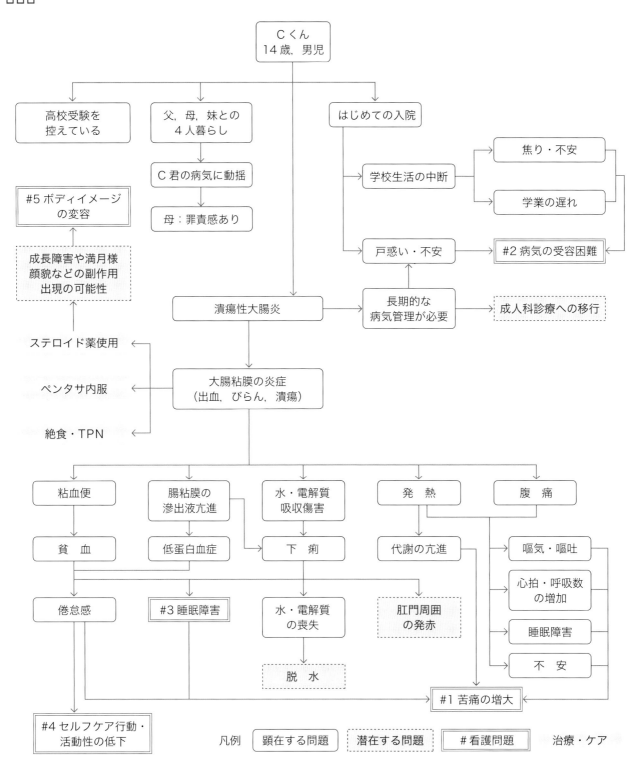

看護介入のポイント ……………………………………………………………………

#1 潰瘍性大腸炎による発熱，下痢，腹痛により苦痛症状がある

- ・発熱の有無，下痢の回数・性状，血便の有無と程度，肛門周囲の皮膚状態，腹痛の程度，部位，痛みによる活動低下の有無，倦怠感の程度などを観察する
- ・VAS（visual analogue scale）を用いて C くんの腹痛をアセスメントする．状況に応じて鎮痛薬の投与も検討し，腹痛を緩和する
- ・発熱時は解熱薬の投与や罨法の使用，口腔ケア，保清を実施する．下痢による肛門周囲の皮膚炎予防のために，肛門周囲の保清も実施する

#2 今回がはじめての発症・入院であり，病気を受容できない可能性がある

- ・病気や治療を説明する際には，医師や薬剤師，栄養士，チャイルド・ライフ・スペシャリスト（CLS）などの多職種と連携する．C くんの発達段階にあわせた方法（パンフレットなど）を用いて，C くんの病気の理解がはかれるようにする
- ・治療や検査の際には，C くんが方法などを選択したり決定したりする機会をつくる
- ・状態が落ちついた段階で C くんと一緒に 1 日のスケジュールを立て，C くんができることは自分で行えるようにする．また，同じ病気をもつ患児と交流する機会をつくる

#3 下痢により，夜間の睡眠が障害されている

- ・夜間の睡眠状況，下痢の回数・性状，腹痛の程度，痛みによる夜間の覚醒状況，倦怠感の程度などを観察する
- ・C くんが昼夜を問わずゆっくり休めるように，個室やトイレに近い病室への移動を検討する
- ・日常生活援助や処置は C くんと相談したうえで優先度を考慮し，必要以外のことは控える

#4 倦怠感や活動の制限により，セルフケア行動が十分にとれない

- ・ベッドサイドで清拭などの日常生活援助を実施する際は，カーテンを閉め，可能なかぎり男性看護師が援助に入るように調整する
- ・本人が状況を少しでもコントロールできるように，清拭をする時間や方法は C くんと相談して決める．また，決して子ども扱いはせず，一方的な援助にならないように努める

#5 ステロイド薬使用により，ボディイメージの変容をきたす可能性がある

- ・C くんのステロイド薬使用や副作用に対する思いを聞き，副作用出現時期などの本人が知りたい情報や必要な情報を提供する．また，ステロイド薬の減量に伴い，副作用による症状は改善することを説明し，今後の見通しがもてるようにする
- ・C くんにとってステロイド薬の副作用は，ボディイメージの変容をさせ，治療のアドヒアランスにも影響を及ぼすおそれがあることを家族に説明し，家族が C くんのよき理解者となれるように促す

事例 4 医療的ケアを必要とする在宅療養のDくんとその家族

😊 Dくんの紹介

　D君は5歳9カ月の男児である．在胎37週3日，分娩時に心音低下がみられ，緊急帝王切開にて2,780gで出生した．分娩時に重症仮死となり，低酸素性脳症で寝たきり状態である．気管切開，在宅酸素，胃ろう造設をしており，全身の活動性は少なく筋緊張が強い．手は活発に動くが，足は少しだけ動かせる．うれしいときには笑顔になり，痛み刺激には反応する．現在，身長100cm，体重13kg．

　家族構成は，父（42歳，会社員），母（39歳，専業主婦），姉（13歳，中学1年生），の4人家族である．父は忙しく帰宅が遅いため，D君の介護はおもに母が一人で行っている．近所に母方の祖父母が暮らしているが，仕事をもっているため毎日の協力は期待できない．訪問看護を月1回，訪問リハを週1回受けている．

　D君はこれまでに肺炎や手術のために年数回の入院がある．ワクチンは，B型肝炎，ロタウイルス，ヒブ，小児用肺炎球菌，四種混合（DPT-IPV），BCG，麻疹・風疹，水痘，おたふくかぜ，日本脳炎を接種済みである．

　今回，月に1回の定期受診で来院したが，受診時喘鳴が聞かれ顔色が白っぽく，呼吸数40回/分，酸素飽和度94%であった（酸素使用中）．3日前から吸引回数も多くなり，吸引される分泌物の性状は黄色となってきていた．微熱が続いており昨夜は体温38.2℃であったが，外来では37.5℃である．本人はややぐったりしており，いつもより手の動きが少ない．昨夜は呼吸状態が悪く，本人は咳嗽や吸引のためほとんど眠れていなかったようである．採血と胸部X線撮影の結果，肺炎の診断で入院することになった．血液データは，RBC 410×10⁴/μL，Hb 9.8g/dL，Ht 34%，WBC 13,600/μL，TP 7.5g/dL，Alb 3.6g/dL，TCHO 181mg/dL，LDH 174IU/L，AST 24IU/L，GPT 15IU/L，BS 72mg/dL，Na 142mEq/L，K 4.3mEq/L，Cl 101mEq/L，BUN 19mg/dL，Cre 1.1mg/dL，CRP 7.8mg/dLであった．

　母は定期受診が近かったため，受診せずに様子をみていたということで，「もっと早く受診すればよかった……」と話し，入院になったことにショックを受けている様子であった．姉は中学生であり，身の回りのことは自立していること，父もいることから，母はDくんとともに付き添い入院することになった．

🔍 Dくんをアセスメントする視点

　医療的ケアを必要としている児は，児童福祉法により，心身の状況に応じた適切な支援を受けられるように，保健，医療，福祉，その他の各関連分野の支援を行う機関との連携を強化することが求められている．

　そのため，定期的に外来フォローされている在宅療養の子どもが入院する際には，全身状態のアセスメントのみならず，家族の介護状況や現在の問題点を確認する機会となる．

　とくに吸引や吸入，胃ろうなどの医療的ケアを実施している子どもの家族のなかには，長年の介護の経験から「これくらいは大丈夫」と判断し，児の症状を軽くみてしまったり，独自の方法でケアを行っていたりすること

もある．受診時の状況から，早期の受診が必要だと判断される場合は，定期的に訪問している訪問看護ステーションと情報共有を行い，退院までに家族に再度受診の目安について指導することが必要となる．そして，受診に迷う場合は，いつでも遠慮なく訪問看護や病院に連絡してほしいということを伝えていく．

　家族が長期的な介護生活に取り組めるように，介護者への精神的，身体的配慮，居宅サービスやレスパイトの利用など，社会資源の活用について MSW を交えて関係者間で話し合い，調整することが重要となってくる．

　D くんについては，「栄養−代謝」「睡眠−休息」「活動−運動」の項目で呼吸状態の悪化が及ぼす影響に関するアセスメントと，D くんや家族の「健康知覚−健康管理」「役割−関係」「コーピング−ストレス耐性」に関するアセスメントが重要となる．

🩺 D くんのアセスメントの展開

アセスメント項目と D くんの情報	D くんのアセスメント
1.　健康知覚−健康管理パターン	
ワンポイント　アドバイス 医療依存度の高い子どもの在宅ケアの場合，母親に役割が集中してしまうことが多い．「役割−関係パターン」とも関連させて家族間の役割状況や負担などについてアセスメントし，社会資源などの活用なども含めた支援の検討が重要となる．	
1）出生時の状況 ・在胎 37 週 3 日，児心音低下のため帝王切開にて 2,780 g で出生した ・出生時重症仮死により，低酸素性脳症となる	・出生時の低酸素性脳症が，D くんの身体的，精神的発達に影響を及ぼしている
2）発達歴・既往歴 ・定頸がみられず全身の筋緊張が強い ・寝返りもできない ・側弯があり，骨突出部位に褥瘡ができたことがある	・D くんは出生時に重症仮死となり，低酸素性脳症となったことから，脳にダメージを受けている．これにより，筋緊張の亢進があり，精神的，身体的発達に影響を及ぼし，定頸，寝返り，歩行も不可能な状態にある
・誤嚥性肺炎を起こすため，1 歳で気管切開，胃ろう造設を行った ・これまでに肺炎で 5 回入院している	・低酸素性脳症により，唾液の嚥下が困難で，気道内に入り込んで肺炎を引き起こしやすい状態にあったため，気管切開を行っている．また，嚥下困難のため，経鼻栄養を行っていたが，咽頭や喉頭への刺激を避けるためにも，胃ろう造設が行われている
・定期受診：小児科 1 回／月，耳鼻科 1 回／月，小児外科 1 回／月，歯科 1 回／6 カ月 ・通院手段：自家用車（母親）	・小児科のみならず，気管管理のために耳鼻科や，胃ろう管理のための小児外科にも定期健診ができている．また，歯科への定期検診も行っており，母親は D くんの定期的な健康管理行動をとれている
・訪問看護：1 回／月 ・訪問リハ：1 回／週	・月 1 回の訪問看護でも，D くんの状態は把握されている ・寝たきりであるため，関節拘縮の予防やマッサージを行う必要があり，週に 1 回の訪問リハも行えている

アセスメント項目とDくんの情報	Dくんのアセスメント
3）健康習慣・保健行動 ・在宅酸素の管理，胃ろう，吸引処置などは母親が一人で実施している ・入浴は，2日に1回母親が入れている ・姉に手伝ってもらうこともある ・母親は自らSOSを発するタイプではなく，一人でかかえ込む傾向がある ・父親は仕事が忙しく帰りも遅いため，介護にはあまり協力していない ・母方の祖父母は近所に住んでいるが，仕事をもっているため，介護には協力できない．Dくんの入院時に姉の食事の世話をするなどの協力はある ・父親や母方の祖母は，医療的ケアの指導は受けたが，ほとんど実施することはない ・母親「お父さんは忙しくて帰りも遅いし，おばあちゃんたちも働いているから，あまり協力は頼めないし……」「いままでもなんとか一人でできていたから大丈夫」「私が倒れるわけにはいかないから……」 ・母親はDくんの状態が悪いときでも電話相談などせずに，吸入・吸引などで対処し，次回受診日まで様子をみる傾向にある ・Dくんは3日前から痰が多く眠れないほどだったが，母親は予約日まで受診せず様子をみていた ・昨夜の体温38.2℃ ・外来受診時の体温37.5℃ ・右下肺野に湿性喘鳴が聴取される ・黄色痰が多い ・母親「もっと早く受診すればよかった……ごめんね……」 ・必要な予防接種はすべて受けている	・通常5歳児は保護者に健康管理を依存している段階であるが，Dくんは介護の必要性が高く，主介護者である母親だけで健康管理を行っている状況にある ・これまでの経験から，母親なりに一人で何とかDくんの世話をできていたという思いがあり，また，自分で何とかしよう意識が強いため，周囲に協力を求めようとする行動が少なかった ・月に1回の訪問看護でも，DくんのVS測定や母親との連携はとれているが，あまり母親自身から不安の訴えやSOSは発信されていなかった ・これまでも，子どもの体調不良時に受診日まで様子をみていることがあり，受診に迷うときに病院へ相談するなどの行動が遅れがちになることもあった ・母親は，Dくんの受診が遅れ，入院になったことにショックを受けている．「早く連れて来ればよかった」という言葉からも，自責の念，自信喪失などの思いを抱いている可能性が高い．母親の状況，思いなどの把握に努め，自信喪失につながらないためのかかわりを検討していく必要がある ・今後は，適切な受診行動がとれること，母親が一人でかかえ込まないための介護のあり方など，家族全体を視野に入れ，家族間の役割調整を含めた働きかけを検討していく必要がある．また，家族の意見を取り入れながら，現在使用している社会資源の見直しや調整を行う必要がある

アセスメントの結論

・医療依存度の高い在宅療養で，母親の負担が大きいと考えられる．そのため，母親と家族の役割調整，社会資源の活用など健康管理についての支援が必要である
・訪問看護や訪問リハも介入していることから，家族を中心に，主治医や関係する多職種と情報共有し，連携する必要がある
・母親の負担軽減のためにも，月1回の訪問看護回数を調整しながら，医療ケアを行っていくことを提案する必要がある
・体調不良時には，どんな些細なことでも相談してよいことを伝え，訪問看護とも情報を共有していくことが必要である

アセスメント項目と D くんの情報	D くんのアセスメント

2. 栄養-代謝パターン

> **ワンポイント アドバイス**
>
> 重症心身障害児の場合，年齢，体重のみから必要カロリーを算出するだけでなく，栄養の形態，活動性などから総合的にアセスメントすることが重要である．

アセスメント項目と D くんの情報	D くんのアセスメント
1）食生活の状況 ・12 時と 18 時にミキサー食（200 mL 程度）と白湯 50 mL ・7 時半と 21 時に経腸栄養剤 200 mL と経口補液剤 50 mL（1 時間かけて注入） ・10 時と 15 時に経口補液剤 100 mL	・経腸栄養剤のみでは，ビタミンや微量元素などが欠乏するため，ミキサー食を追加し栄養管理が行われている
2）食事摂取量 ・ミキサー食 400 mL ・白湯 100 mL ・経腸栄養剤 400 mL ・ミキサー食は，野菜や魚などの蛋白質を意識して入れながら，家族の食事からとりわけたものに，経腸栄養剤（1 缶 250 mL＝250 kcal），適宜経口補液剤（100 mL＝13 kcal）を混ぜている	・毎日の栄養注入については，母親が食事内容を意識的に管理しており，注入によるトラブルはない ・ミキサー食は食事時間に合わせ，家族で一緒に食事することを意識している
3）栄養状態を示すデータ ・身長 100 cm，体重 13 kg，筋緊張が強い ・通常は，皮膚色，爪色，顔色ともに良好である ・歯の成長は年齢相応である ・歯科に定期検診しており，う歯はみられない ・手根骨の成長は年齢相応である ・血液データは，RBC $410 \times 10^4/\mu$L，Hb 9.8 g/dL，Ht 34%，WBC 13,600/μL，TP 7.5 g/dL，Alb 3.6 g/dL，TCHO 181 mg/dL，LDH 174 IU/L，AST 24 IU/L，GPT 15 IU/L，BS 72 mg/dL，Na 142 mEq/L，K 4.3 mEq/L，Cl 101 mEq/L ・受診時，体温 38.2℃ ・通常どおりの栄養注入を行っているが，消化吸収は問題がない ・右肺に喘鳴が聞かれ，呼吸苦がある ・ぐったりしている ・現在は顔色が白めである ・側弯があり，骨突出部位に褥瘡ができたことがあるため，低反発マットレスを使用している．骨突出部位にはワセリンを塗布している	・5 歳 9 カ月という年齢から考えると，体重が少ない ・栄養状態を示す血液データは，Hb が少し低めであるが，他のデータに問題はない ・身長も体重も暦年齢相応ではないこと，活動性が低いため過剰なカロリー摂取は体重増加につながりやすいこと，栄養状態を示す血液データについては Hb が少し低めであるが，他のデータに問題がないことから，現在の摂取カロリーは妥当であると考える ・肺炎を起こしているが，現段階では消化吸収に関しては問題がなく，消化機能への影響はみられていない ・発熱の継続は，基礎代謝の上昇や消化能力の低下を引き起こすおそれもあり，栄養注入時の胃残渣量，内容物の確認を行い，残量が多いようであれば注入量や時間の調整が必要となる ・寝たきり状態や低栄養などによる褥瘡発生のリスクも考えられるため，予防的ケアが必要である

アセスメント項目とDくんの情報	Dくんのアセスメント
4）発達評価指標 ・身長100cm，体重13kg	・カウプ指数は13でやせぎみである

アセスメントの結論

- 普段はDくんの食事に十分な配慮がなされている
- 現在は，発熱・呼吸苦などの変化により，栄養・水分出納バランスが崩れる可能性がある．また，現段階では消化吸収に問題はないが，発熱の様子によっては栄養注入の量と時間を検討する必要がある
- 発熱，胃残量の状況，水分出納バランスをみながら，注入の間隔や量について主治医や母親と相談していく
- 皮膚・排泄ケア（WOC）認定看護師とも連携し，入院のたびに褥瘡の有無やリスクをアセスメントし，予防対策を評価する必要がある

3. 排泄パターン

> **ワンポイント　アドバイス**
>
> 医療的ケアを受けながら在宅療養する子どもは，体調を崩したり，環境変化により排泄コントロールが乱れたりしやすい．治療薬の副作用によっても便秘や下痢になるため，便性状の観察も重要になる．

アセスメント項目とDくんの情報	Dくんのアセスメント
1）排泄習慣 ・3日に1回，母親が浣腸を実施すると，無形軟便～泥状便が多量に出る ・ふだんの尿回数は5～6回/日（おむつ使用），尿量は800～900mL/日程度である．発熱してからは3回/日で濃縮尿であった． ・食事はミキサー食と経腸栄養剤で，野菜などのバランスを意識した食事にしている ・日中はバギーや椅子に座って過ごすことが多い ・いつも胃残渣量はなく消化がよい．時々腹部膨満がある ・栄養注入時の胃残渣内容確認では空気の飲み込みが多い ・体温38.2℃ ・炎症反応が上昇しているため，抗菌薬治療が開始された ・排尿には紙おむつを使用している	・母親が定期的に浣腸を行い，排便がコントロールされている．現在3日ごとの浣腸で多量に排便がみられており，腹部膨満も軽減され，浣腸のタイミングは妥当である ・活動性が低いこと，栄養形態もミキサー食や経腸栄養剤であることから，野菜の摂取を意識してはいるが，固形食に比べ食物繊維が不足しており，便秘傾向である ・便秘を助長させる誘因として，バギーに乗って過ごすことや，寝たきりのため腹圧がかけづらいことがあげられる ・今回の発熱や呼吸苦は，さらに活動性の低下を引き起こし，腸の蠕動運動の低下によりガスや便の貯留をきたす危険性がある．これらは横隔膜を拳上させ，呼吸状態がさらに悪化することにつながる ・発熱による不感蒸泄の増加や発汗による水分量の不足が，さらに便秘を助長させるおそれがあるため，水分量や排便状態の把握，必要時の導気や胃ろうからのエア抜き，浣腸や水分補給などに注意する ・抗菌薬治療により，腸内の常在菌も減ってしまい，下痢傾向になることも考えられる ・紙おむつの使用は，かぶれや臀部褥瘡のリスクをもたらすため，適切なケアが必要である

アセスメント項目と D くんの情報	D くんのアセスメント
2）水分出納バランス ・水分摂取量は，1,200 mL／日（ミキサー食は 200 mL として計算） ・尿量：5〜6 回／日（800〜900 mL 程度） ・筋緊張が強いため発汗が多い ・in 1,200 mL／日，out 800〜900 mL／日＋α（不感蒸泄） ・入院により 20 L/h（480 L／日）を補液している	・入院前の水分摂取量は，体重あたりの 1 日必要量（1,300 mL）からみても妥当である ・発熱，過呼吸などは，不感蒸泄の増加，発汗などを生じ，脱水を引き起こす危険性もある．脱水は痰の粘調性を高め，排痰困難につながるため，480 L／日の補液が行われているが，水分出納バランスには十分な注意が必要である

アセスメントの結論
・便秘傾向であるが，普段は適切な排便コントロールが行われている
・現在は，腹部膨満により，呼吸苦が悪化する可能性があり，引き続き排便・排尿の適切なコントロールが必要である
・水分出納バランスが崩れることにより，痰の粘調性を強め，排痰困難につながる可能性がある

4．活動−運動パターン

ワンポイント　アドバイス
医療的ケアが必要な重症心身障害児の場合，体調を崩すことや生活リズムが変わることで，容易に筋緊張や痙攣発作を誘発してしまうため注意が必要である．

1）運動機能の発達 ・定頸なし，歩行不能 ・手で物を握ることができる ・3 歳くらいから，おもちゃを振って音を鳴らしている ・筋緊張が強い	・D くんは出生時に重症仮死となり，低酸素性脳症となったことから，脳にダメージを受けている．筋緊張の亢進があり，精神的，身体的発達に影響を及ぼし，定頸，寝返り，歩行も不可能な状態にある ・通常 3〜4 カ月児にみられる，手で物を握るまでの発達はあるが，指でつまむ動作はできない
2）遊び ・握ったおもちゃを振り，音を鳴らして遊ぶことが多い ・母親が抱っこで絵本を読み聞かせたり，音楽を聞かせたりして過ごすこともある ・外出は天気のよい日は母親とともに午前中にバギーで買い物に行く	・絵本を読み聞かせたり，音楽を聞かせたりしながら，バギーに座って過ごすという日常生活であるが，母親が抱く際にリハをかねたストレッチや下肢のマッサージなどで D くんによい刺激を与えており，活動性を高めることにつながっていると考えられる
3）1 日の活動パターン ・6 時に起床し，20 時に就寝する ・午前中はうとうとして過ごすことが多い．栄養や午睡時以外は，バギーなど椅子に座って過ごす．天気のよい日は，バギーに乗って母親と買い物に行くことがある ・13 時から 15 時まで午睡をする．夜間はほとんど体位交換をしていない ・栄養中に目覚めることはなく，ぐっすり眠る．栄養は，ギャッジアップや右側臥位で注入している ・病院へは月に 1 回母親が車で受診する	・起床，就寝のリズムは一定で，生活の活動パターンは安定している ・部屋に引きこもらず，天気のよい日には買い物に行くなどして生活リズムに変化を与えており，外出は D くんにとってよい刺激となっている ・夜間睡眠を妨げないよう体位交換を実施しない児も多いが，肺炎がある場合には，排痰を促すために定期的な体位交換が必要である

アセスメント項目と D くんの情報	D くんのアセスメント
4）日常生活習慣の自立状況 ・衣服着脱は母親が全介助する ・歯磨き（朝・夕）は母親が介助する ・入浴は 2 日に 1 回．母親が姉などに協力してもらい介助する．入浴できない日は，おしり洗浄を行う ・顔は毎朝の清拭に加えて，よだれなどで汚れたときに清拭する	・着替えや入浴など日常生活の清潔を保つ習慣を家族に依存している状況にある ・歯磨きや入浴などは適切に行われており，母親により D くんの清潔は保たれている ・今後は，母親の負担軽減のために，入浴介助にも訪問看護などを含めた社会資源の活用も考える必要がある
5）呼吸・循環機能 （普段の様子） ・酸素使用せず，酸素飽和度 98％を維持している ・呼吸状態が悪いときには，在宅酸素（0.5 L）を使用する ・バイタルサインは，呼吸数 28 回/分，心拍数 110 回/分 ・吸引は 5〜6 回/日 （現在の症状） ・聴診にて右下肺野に湿性ラ音が聞かれる ・胸部 X 線で右下肺野の肺炎と診断 ・黄色痰が多く吸引される ・入院翌日より 1 日 1 回の呼吸リハが開始された ・体温 38.2℃，呼吸数 40 回/分，心拍数 124 回/分，酸素 0.5 L 使用で酸素飽和度 94％ ・血液データは，WBC 13,600/μL，CRP 7.8 mg ・ぐったりしており，手の動きが少ない	・活動性が低いため，普段から自力での排痰はしにくい状況にあり，沈下性肺炎や誤嚥性肺炎を引き起こすリスクが高い ・いつもは母親が呼吸状態を管理し，調子が悪いときは，吸入・吸引の実施，酸素の使用を行っているが，母親は D くんの体調不良時でも受診せず様子をみることがこれまでもあり，受診のタイミングや判断などについて健康管理行動とあわせて再確認する必要があると考えられる ・現在，肺炎を引き起こし，気道粘膜の浮腫や気道内の分泌物による気道の狭窄，換気不全による酸素飽和度の低下が起こっている ・呼吸苦による倦怠感，体力消耗，活動性の低下があり，これらは痰の貯留につながり，さらなる呼吸苦をまねくことになる．呼吸苦は夜間の睡眠も妨げることから，排痰や体位の工夫などにより，早期に呼吸状態の改善をはかる必要がある

アセスメントの結論
・母親は D くんの 1 日の生活に変化を与える工夫をしており，活動性を高める働きかけが行われている
・普段から肺炎のリスクが高い状態であるが，現在は肺炎を引き起こしており，早期に呼吸状態の改善をはかる必要がある
・活動性の低下により，排痰しにくい状況となっているため，入院中は座位や腹臥位など肺炎部位にあわせた呼吸リハが必要である．看護師と理学療法士で情報を共有し，家庭での実施方法について退院までに訪問リハスタッフと調整しておく必要がある

5. 睡眠−休息パターン

| 1）睡眠習慣
（普段の様子）
・6 時に起床し，20 時に就寝する
・日中はバギーに乗って過ごすことが多いが，夜間はベッドで寝ている
・13 時から 15 時まで午睡をする
・夜間の栄養注入中（21 時）に目覚めることはない．体位交換も実施していない
・吸引回数は 5〜6 回/日だが，夜間の吸引はない | ・D くんは普段は日中の休息もとれ，夜間もぐっすり眠れることから，休息・睡眠パターンは安定していると考えられる |

アセスメント項目と D くんの情報	D くんのアセスメント
（現在の状況） ・肺炎により，一般状態が悪化している（「活動-運動」の情報参照）	・現在は一般状態の悪化のため，夜間の睡眠が阻害され，休息が十分にとれていない ・普段は D くんの睡眠を妨げないよう体位交換を実施していないが，入院中は排痰のため実施していること，痰の増加に伴い夜間の吸引回数が増加していることも，睡眠を阻害している要因となっている
2）家族の睡眠習慣 （普段の様子） ・母親は普段 23 時には就寝する．D くんは夜間ぐっすり眠るため，母親も朝まで熟睡できる．6 時に起床し，家族の朝食などの準備を行う ・午後に D くんが午睡する際は，母親も一緒に横になり休息がとれている ・母親「少し眠れば，すごくすっきりする」	・普段の生活において，母親の睡眠時間は約 7 時間であり，D くんの午睡時には休息もとれている
（現在の状況） ・入院前日は頻回の吸引のため，母親はほとんど眠れていない ・日中も痰が多く，吸引が多いのでゆっくりできない ・父親も吸引はできるが，あまり手伝うことはない ・母親「私が倒れるわけにいかないから……」「お父さんは仕事で疲れているから，夜は起こしたくないの」	・現在は，D くんの一般状態の悪化により，母親も休息がとれていない．しかし，母親は，気管切開している D くんの咳嗽や呼吸の状態をつねに気にかけているため，眠りが浅く，慢性的な疲労状態にあると思われる ・母親は責任感が強い性格であり，自分で解決しようとする傾向にあるため，夜間の吸引も父親のことを考え，頼ろうとはしていない．しかし，主介護者である母親が疲労により体調不良となれば，D くんの介護のみならず家族全員の生活に影響を及ぼすことになる．吸引などの介護負担を軽減し，母親の休息を確保するため，家族での調整など支援体制の検討が必要である

アセスメントの結論

・睡眠習慣に問題はない
・肺炎発症による発熱，呼吸苦，頻回の吸引などから，D くんも母親も十分な休息がとれていない
・入院中は，看護師が定期的に吸入，気管内吸引などの呼吸ケアを実施するため，付き添いの母親には休息をとってもらうよう促すことが必要である

6. 認知-知覚パターン

1）感覚器の機能 ・追視はみられないが，凝視はある．見えているかは評価できない ・大きな音にびっくりするなど，音への反応はある ・母親が声をかけると，笑顔が多くみられる ・「あー」「うー」などの発生はあるが，発語はみられない ・嗅覚は評価できない ・痛み刺激には啼泣したり，手を動かしたりする	・出生時の低酸素性脳症の影響により，脳にダメージを受けているため，視覚や嗅覚の評価ができない．一方，聴覚については，母親の声に対する反応から，聞こえている可能性が高い ・脳へのダメージがあることから，発語はみられていない ・痛み刺激には反応があることから，痛覚は感じており，D くんの苦痛のサインととらえることができる

アセスメント項目とDくんの情報	Dくんのアセスメント
2）認知機能 （普段の様子） ・うれしいときには笑顔を見せる，悲しいときには声を出して啼泣するなどの反応がある ・とくに母親が声をかけると，笑顔が多くみられる ・痛み刺激にも啼泣する ・意思表示はできない （現在の様子） ・手の動きがいつもより少なく，活動性が低下している ・ややぐったりしていて，笑顔はみられない	・はっきりした意思表示はできないが，痛みや苦痛に対する知覚反応があり，母親は表情や啼泣の様子からDくんの苦痛を観察できる ・Dくんは，母親の声かけに対して笑顔をみせることが多く，母親を重要他者として認知し，母子関係が築かれていると考えられる ・肺炎発症により一般状態が変化したことによって，感情の表出がわかりにくくなっているため，バイタルサインの観察がさらに重要になっている

アセスメントの結論
・感覚器の機能を正確に判断できない点も多いが，痛覚刺激があることは確認できている
・体調の悪化により，感情表出や知覚の反応が少なくなっている

7. 自己知覚-自己概念パターン

・情報なし	・他者と自己の区別などは不明であるが，母親への反応から考えると，母親と自己を区別できている可能性がある

アセスメントの結論
・母親と自己を区別できている可能性がある

8. 役割-関係パターン

1）家族の状況 ・家族構成は，42歳の父（会社員），39歳の母（専業主婦），13歳の姉（中学1年生）の4人家族	・Dくんが家庭外で他者と接触するのは，病院や訪問リハに限られており，家族とのかかわりが生活の中心になっている
2）養育者の役割・関係性 ・Dくん本人は，日々家族に介護されており，依存している状態にある ・父親は仕事で忙しく，介護にはあまり協力できないが，Dくんのことをとてもかわいがっており，休みの日は散歩や入浴介助を手伝う ・父親「家族のために，がんばって稼がないと……」 ・母親はDくんの主介護者で，責任感が強く，1人でかかえ込む性格である ・母親「どんなにつらくても，この子を見ると癒される」 ・姉は部活や塾で忙しい日々を送っているが，Dくんのことは気にかけている．時々，母親の買い物の間はDくんと一緒に過ごし様子をみている	・家族への依存が高い状態にあるが，とくに母親はDくんにとってキーパーソンであり，一番大切な存在であるといえる ・父親は，仕事が忙しい分，Dくんにかかわれる時間は多くはないが，姉と同様に大事な存在として認識しており，自分の役割は一家を支えることであると考え，仕事に専念している ・母親にとっても，Dくんの介護が生活の中心であり，Dくんは自分が守るべき大切な存在となっている ・姉は中学生であり，どれくらいDくんとのかかわりがあるのか情報不足であるが，母親が買い物で留守のときには世話の一部をしており，家族のなかで何らかの役割をとろうとしていることが推察される

アセスメント項目と D くんの情報	D くんのアセスメント
・母方の祖父母が近くに住んでいる．仕事をもっているため，介護協力は得られないが，入院時は姉の世話をしてくれる	・母方の祖父母は毎日の協力は難しいが，D くんの入院時などは家族の世話をしてくれる　また，母親にとっての相談相手としても介護上では重要な存在となっている

アセスメントの結論

・D くんは家族にとって大切な存在であるが，介護面では母親に過重な役割と責任があるため，家族間の役割調整や，社会資源の活用を視野に入れた調整を考えていく必要がある

9.　セクシュアリティ－生殖パターン

・情報なし	・本人の自覚などの情報はなく，判断できない

10.　コーピング－ストレス耐性パターン

> **ワンポイント　アドバイス**
>
> 入院時は，これまでの在宅での状況を見直し，必要な社会資源を考える機会にもなる．母親から情報収集し，MSW や退院支援看護師と調整しながら，訪問看護師との連携をはかっていく．

1）ストレス反応 （D くんの状況） ・痛みには啼泣で反応する ・その他の情報はない	・母親の介護により普段はおだやかに過ごせているが，今回の肺炎による呼吸苦や発熱がストレスになっている ・D くんは，苦痛などを訴える手段が言語的にも非言語的にも限られているため，現在の呼吸苦などをうまく伝えられないこともストレス増加につながる可能性がある
（母親の状況） ・母親「どんなにつらくても，この子を見ると癒される」「少し眠れば，すごくすっきりする」 ・母親は我慢強い性格で，自ら SOS を発するタイプではなく，一人でかかえ込む傾向がある．母親は夜間の頻回の吸引で眠れていない．睡眠以外にどのようなことがストレスコーピングになっているか不明である ・今回の肺炎による入院について「もっと早く受診させればよかった……」とショックを受けている ・訪問看護を月 1 回，訪問リハを週 1 回受けている	・母親は，普段ほとんど一人で介護しているが，D くんの存在そのものや，一緒に少し横になることで母親なりの対処方法を身につけていたと思われる．しかし，今回の入院は，家事を担う母親の不在や，姉の世話など家族間での役割調整が必要となる危機的状態となっており，家族としてどのような対処をするかが問われている ・母親が十分な休息をとることができるように，家族の協力体制やレスパイト，ショートステイなどの社会資源を含めた検討が必要である

アセスメントの結論

・D くんは苦痛をうまく伝えられず，ストレス増加につながる可能性がある
・母親の介護負担が大きく，ストレスが大きい状況にある

11.　価値－信念パターン

・情報なし	・保護者の価値観に影響を受ける年齢であるが，意思表示ができないため，考えを明らかにすることは難しい ・母親は「1．健康知覚－健康管理」「8．役割－関係」で前述したような母親なりの信念をもってがんばっている

看護問題の明確化 ···

#1 発熱や分泌物の増加による呼吸苦がある

>> 根拠となるアセスメント

「栄養−代謝パターン」より

- ・発熱，呼吸苦などの変化により，栄養・水分出納バランスが崩れる可能性がある
- ・水分出納バランスが崩れることにより，痰の粘稠性を高め，排痰困難につながる可能性がある

「排泄パターン」より

- ・腹部膨満により，呼吸苦が悪化する可能性があり，引き続き排便・排尿の適切なコントロールが必要である

「活動−運動パターン」より

- ・現在は肺炎を引き起こしている

#2 発熱や呼吸苦，分泌物増加に伴う頻回の吸引により，睡眠や休息が妨げられている

>> 根拠となるアセスメント

「睡眠−休息パターン」より

- ・肺炎発症による発熱，呼吸苦，頻回の吸引などから，Dくんも母親も十分な休息がとれていない

#3 母親の介護負担が大きく，サポートシステムが不足している

>> 根拠となるアセスメント

「健康−知覚健康管理パターン」より

- ・医療依存度の高い在宅療養で，母親の負担が大きいと考えられる．そのため，母親と家族の役割調整，社会資源の活用など健康管理についての再調整が必要である

「睡眠パターン」より

- ・肺炎発症による発熱，呼吸苦，頻回の吸引などから，Dくんも母親も十分な休息がとれていない

「役割−関係パターン」より

- ・Dくんは家族にとって大切な存在であるが，介護面では母親に過重な役割と責任があるため，家族間の役割調整や，社会資源の活用を視野に入れた調整を考えていく必要がある

「コーピング−ストレス耐性パターン」より

- ・母親の介護負担が大きく，ストレスが大きい状況にある

Dくんの関連図

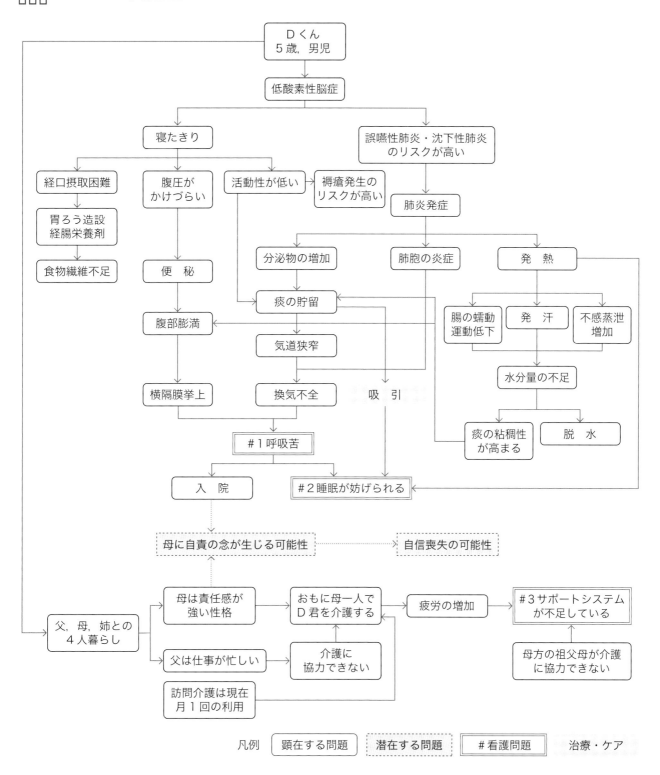

凡例　顕在する問題　　潜在する問題　　#看護問題　　治療・ケア

看護介入のポイント ··

＃1　発熱や分泌物の増加による呼吸苦がある

・炎症症状が改善し，分泌物による呼吸苦が軽減されることを目標に，吸入，吸引による排痰ケアを行う必要がある．とくにDくんは自力での体位交換が困難であるため，肺音を確認しながら分泌物の程度や部位，エア入りなどを観察し，体位ドレナージ，呼吸リハの介入，スクイージングを活用した呼吸ケアを実施していく必要がある

＃2　発熱や呼吸苦，分泌物増加に伴う頻回の吸引により，睡眠や休息が妨げられている

・解熱し，分泌物が軽減，呼吸苦が緩和されることで，休息や睡眠をとれることを目標に，呼吸ケアのタイミングを考慮し，ケアの間はDくんも母親も休めるように頻回の訪室を控えたり，ケアをできるだけまとめて実施したりするように調整する必要がある

＃3　母親の介護負担が大きく，サポートシステムが不足している

・医療依存度の高い在宅療養で，母親のやりがいや責任感も強いが，母親の負担が大きいと考えられる．今後も続く介護生活のために，自宅での介護状況について情報収集を行い，少しでも母親の負担を減らすための介入が必要である．そして，今後Dくんが再び体調不良になったときなどに，気がねなく相談できるようなサポートや他に活用できる資源がないかを，MSWを交えたカンファレンスを開いて調整し，母親や家族の不安と負担を軽減していけるようなかかわりが必要である

ネフローゼ症候群により新たなセルフケアが必要となったEくん

😊 Eくんの紹介

　Eくんは小学5年生（11歳）の男児で，父（45歳，会社員），母（38歳，パート職員），弟（9歳，小学3年生）と4人暮らしをしている．近所に父方の祖父母が暮らしている．学校ではサッカークラブに所属し，クラブ時間以外も放課後は友達とサッカーをして遊ぶ．日頃は，7時に起床し，朝食を食べて学校へ行く．16時過ぎに帰宅し，おやつを食べて宿題を済ませる．週3日は学習塾へ行き（18〜20時），帰宅後に夕食を済ませ23時頃に就寝する．毎週土曜日はスイミングスクールに通う．

　入院7日前頃，眼瞼浮腫がみられたため，眼科を受診し治療を受けたが改善しなかった．その後，下肢の浮腫に母親が気づき医師に相談したところ，小児科のある病院を紹介され，尿検査と血液検査の結果，入院に至った．

　Eくんの入院時の状態は，全身に浮腫が認められ，体重は38.8kg（入院2週間前は35.6kg），高蛋白尿（4.0g/dL），低蛋白血症（アルブミン1.3g/dL），高コレステロール値（総コレステロール350mg/dL），全身倦怠感と腹痛を訴え，超音波検査では軽度の腹水が認められ，特発性ネフローゼ症候群と診断された．

　医師から家族へは，症状改善のためにアルブミン製剤とステロイド薬の使用，食事塩分制限（3g/日）について説明され，長期入院になる可能性を告げられた．両親は不安な様子ではあったが，医師の治療方針を受け入れていた．また，医師からEくんへは，おしっこを作る体の中の臓器がうまく働いていないので，治療が必要であること，しばらく入院して薬を飲んだり注射をしたりすること，食事はいつも食べている味より薄いかもしれないけど，病気を治すために必要であることが説明された．Eくんは「薬を飲むのは痛くないからいい．注射はいやだけど，わかった．がんばる」「病気のことは，いまはしんどいし，よくわからない」と医師に気持ちを伝えた．

　入院後10日目には，浮腫や自覚症状は消失し，入院4週目の現在は，尿蛋白1.0〜1.1g/dL，新鮮尿テープチェックでは尿蛋白と潜血（±），血液データは，総蛋白5.4g/dL，アルブミン3.0g/dL，総コレステロール275mg/dL，クレアチニン0.5mg/dL，尿素窒素14.8mg/dL，ナトリウム141mEq/L，カリウム4.7mEq/Lに改善した．ステロイド薬は減量，隔日投与となり，塩分制限も緩和され（5g/日），食事は全量摂取できている．体重36.6kg，尿量1,400mL/日，尿比重1.032〜1.038，来週末には外泊できる状態に回復した．

　母親は，毎日パート帰りに病室を訪れている．今週からは，学校の担任の先生が来ていて，3日ごとに学校の宿題を持って来ることを約束した．塾は当分の間休むことにした．

🔍 E くんをアセスメントする視点 ···

　E くんは，初回の小児特発性ネフローゼ症候群を発症し，経口ステロイドの治療により急性期を脱し，寛解へと向かっている．急性期においては，高度蛋白尿，低蛋白血症，全身性の浮腫が起こった．これらの症状の発症メカニズムを理解したうえで，現時点で必要な観察内容や日常生活に及ぼす影響について分析し，判断する．

　また，小児特発性ネフローゼ症候群は，寛解と再燃を繰り返しやすい疾患である．そのため，ステロイド薬の長期継続治療により，薬物有害反応が発現しやすい．加えて，E くんの病気の理解や受容状況を把握し，寛解後の日常生活に及ぼす影響について分析し，判断する．そのうえで，長期継続治療が必要となる E くんには退院後の内服管理や感染予防行動といった自己管理が重要である．

　さらに，E くんは思春期を目前に控えた学童後期にあたる．この時期の発達の特徴をふまえた病気に対する E くんの心理社会面に及ぼす影響についても分析，判断することが求められる．

🩺 E くんのアセスメントの展開

アセスメント項目と E くんの情報	E くんのアセスメント
1.　健康知覚-健康管理パターン	
ワンポイント　アドバイス 長期継続治療が必要な疾患であるため，アドヒアランス向上と自己健康管理が重要である．そのためには，E くんと家族の病気に対する理解や受け止め方，保健行動などの健康管理に影響を与える項目のアセスメントが重要である．「役割-関係パターン」と関連させてアセスメントすることも必要である．	
1) 発達歴・既往歴 ・発達歴に問題なく，既往歴もない	
2) 健康習慣・保健行動 ・対象の定期接種ワクチンはすべて接種済み ・医師からの病状説明（特発性ネフローゼ症候群）や治療に対して，入院時は E くん「薬を飲むのは痛くないからいい．注射はいやだけど，わかった．がんばる」「病気のことは，いまはしんどいし，よくわからない」と話し，その後も，病気について自分から質問することはない ・検査や処置に対して協力的である ・1 日おきのステロイド薬は看護師に渡されて服用できている ・帰宅時には手洗いの習慣がある ・毎朝起床時に検尿を提出できている	・E くんは特発性ネフローゼ症候群と診断され，今回がはじめての入院である．入院時は，全身性浮腫や腹水を伴う腹痛や倦怠感の症状があるため，ステロイド療法と食事の塩分制限が実施された．E くんは医師の説明を聞いて治療や検査を受け入れている．しかし，本人の病気の理解，入院のことなどの認識が十分でないため，今後，継続して治療へ参加することや学校を離れての入院生活への不安や戸惑いが生じると考える ・学童後期をふまえた，療養生活のなかでの健康管理やセルフケア獲得への支援が必要である ・E くんには手洗いの習慣がある．今後も，感染予防行動の継続が欠かせない．疾病による免疫低下や長期間のステロイド薬の服用で免疫抑制作用が生じ，易感染状態であるため注意しなければならない

アセスメント項目と E くんの情報	E くんのアセスメント
3）嗜好品 ・情報なし	
4）養育者の健康管理 ・母親「いまのよい調子が続くと，来週には外泊できそうだと先生から言われたのですが，家へ帰ってどう気を配ったらよいかわからなくて．いま，学校では風邪が流行っているようだし……　大丈夫なのかな」 ・母親「はじめはネフローゼ症候群と言われてまったく信じられなくて，なぜうちの子？　と受け入れられませんでした．治りにくい病気と聞いて心配でしたが，いまは治療については少し安心しています．この調子で治っていってほしい．ぶり返さないことを願います」 ・父親「入院が長引いても治療はしっかり受けさせたいと考えています」	・急性期において，両親は，効果的に治療が受けられたと安堵している一方で，母親は今後の外泊による病気の悪化や感染の可能性に不安を感じている．家族と E くんの感染予防および病状の早期発見に対する教育は重要である

アセスメントの結論

・ステロイド薬の経口治療により病態は軽快し，現在は減量中であるが，副作用による免疫抑制は生じていると考えられる
・小児特発性ネフローゼ症候群が長期継続治療を必要とすることなど，E くんは，病気の理解に対して戸惑いや不安が生じている．今後，長期に健康管理が必要な疾患であるため，継続して治療が受けられるよう不安の軽減をはかるとともに，アドヒアランス向上への援助が必要である
・家族は，E くんの寛解を維持できることを願いつつ，外泊によって病態が悪化したり感染したりすることを恐れている．E くんのはじめての外泊や今後の療養に向けて，家族が正しい知識を得ることは重要である

2．栄養−代謝パターン

ワンポイント　アドバイス

特発性ネフローゼ症候群の三大主症状である高度蛋白尿，低蛋白血症，全身性浮腫の発症メカニズムの病態を整理したうえで，栄養状態を示すデータをアセスメントする．また，「排泄パターン」「活動−運動パターン」と関連させアセスメントする．

アセスメント項目と E くんの情報	E くんのアセスメント
1）食生活の状況 ・入院前は，三食をバランスよく食べている ・う歯なし，治療済み	
2）食事摂取量 ・2,300 kcal，塩分制限は入院時 3 g/日，現在 5 g/日である ・毎食全量摂取できている	
3）栄養状態を示すデータ ・入院 2 週間前　体重 35.6 kg ・入院時　体重 38.8 kg	・E くんは，低蛋白血症，全身性浮腫，高コレステロール値が認められた

アセスメント項目とEくんの情報	Eくんのアセスメント
・現在　体重36.6kg ・血液データは，RBC 410×10^4/μL，TP 5.4 g/dL，Alb 3.0 g/dL，Hb 12.7 g/dL，総コレステロール 275mg/dL，Na 141mEq/L，K 4.7mEq/L，Cl 104.1mEq/L ・浮腫は，起床時に眼瞼や顔面に軽度あるが，夕方には消失，下肢浮腫はつねに軽度あり	・低蛋白血症は，糸球体基底膜の障害により透過性が亢進したことで現れた症状である ・低蛋白血症により膠質浸透圧が低下し，血管から間質組織への水分移動が増えたことで全身性の浮腫が発生した．体重増加はその結果といえる．そのため，浮腫を軽減する目的で塩分制限がはかられている．一方で，血管内脱水による血液濃縮が考えられ，血栓症のリスクがある ・高コレステロール値は，低蛋白血症に伴う肝臓での蛋白合成により脂質代謝が亢進したことで，脂質異常症（高脂血症）を起こしたものである ・急性期の治療として，ステロイド薬の投与によって糸球体基底膜の回復が促され，アルブミン製剤の一時的な投与によって低蛋白血症と高脂血症が改善された ・ネフローゼ症候群の特長として，これらの症状は再燃リスクが非常に高い．現在，全身の浮腫は軽減し，塩分制限は緩和された．体重は入院時に比べ2.2kg減り，腸管浮腫の軽減により腹痛は消失し，消化・吸収機能が回復したことで食欲がある．塩分制限食にも慣れ，病院の食事は全量摂取できている
4）発達評価指標 ・身長136cm，体重35.6kg（ローレル指数：141）	・標準

アセスメントの結論

・ネフローゼ症候群による血清蛋白の喪失により，低蛋白血症による低栄養状態である
・低蛋白血症によって血漿膠質浸透圧が低下し，全身性浮腫が出現していて，皮膚の状態が脆弱である
・ネフローゼ症候群は症状が寛解しても感染などの要因で再発するリスクが高い．日常生活における日々の感染予防と低蛋白血症などに関連した症状の観察は不可欠である

3. 排泄パターン

> **ワンポイント　アドバイス**
>
> 特発性ネフローゼ症候群は，糸球体基底膜の障害である．そのため，排泄や水分出納バランス，腎機能状態を示すデータをアセスメントする．

1）排泄習慣と自立度 ・排便1回/日（普通便），排尿7回/日 ・入院時の排泄状況　排尿2回/日	
2）腎機能状態を示すデータ ・尿検査　尿蛋白1.0〜1.1g/dL/日，新鮮尿テープ蛋白±，潜血± ・尿量　1,400mL/日 ・尿比重　1.032〜1.038	・入院時は高蛋白尿（4.0g/dL/日）であったが，ステロイド療法により寛解に至り，尿蛋白は減少した．しかし，特発性ネフローゼ症候群の特長として再発の危険性が高く，今後も腎機能や早朝尿蛋白の観察は重要である

アセスメント項目とEくんの情報	Eくんのアセスメント
・便検査　細菌（−）　便潜血（−） ・血液データ　Na 141 mEq/L，K 4.7 mEq/L，Cl 104.1 mEq/L，Cr 0.5 mg/dL，BUN 14.8 mg/dL	
3）水分出納バランス ・水分摂取量　1,500〜1,700 mL/日 ・排泄状況　排便1回/日（普通便），排尿6〜7回/日	・腎機能や浮腫の状態の指標として，水分出納バランスや電解質データは重要である．現在は問題ないが，腎血流量の減少で乏尿の注意は必要である

アセスメントの結論
・ネフローゼ症候群の異常の早期発見や悪化を防ぐために，腎機能に関する検査データや尿量や性状の観察は必要である

4．活動−運動パターン

1）運動機能の発達 ・普段はサッカーやテレビゲームが好きで友達と楽しんでいる．スイミング1回/週	・運動機能の発達に問題ない
2）1日の活動パターン ・入院前は，朝7時に起床し，朝食を食べ，8時に学校へ行く．16時過ぎに帰宅し，おやつを食べて宿題を済ませる．週に3日は18〜20時まで塾へ行き，帰宅後に夕食をとり，宿題や入浴を済ませて23時頃に就寝する．土曜日はスイミング教室へ行き，友達とサッカーをする ・入院後は，ゲームをすることが多く，時々，学校の宿題をしている．3日おきに学校の担任の先生が宿題を持って来てくれる	・入院前は小学校に通い，規則正しい生活を送っている．放課後は友達とサッカーやゲームをして遊び，学校生活に適応していた．現在は，体調が回復し，室内安静のもと少しずつ学校生活に沿う生活リズムへと整えていく必要がある
3）日常生活習慣の自立状況 ・自立	・とくに問題はない
4）呼吸・循環機能 ・室内安静 ・入院時　呼吸18回/分，脈拍76回/分，血圧128/70 mmHg ・現在　呼吸16回/分，脈拍70回/分，血圧106/60 mmHg	・低蛋白血症は改善され血圧は正常であるが，今後，循環血漿量が減ることで低血圧もしくは急性腎不全を合併し，高血圧を呈する可能性がある．現在，呼吸・循環機能には問題ない

アセスメントの結論
・学校生活の中断，活動制限などへの戸惑いがある
・今後，病態による循環機能の変化や倦怠感などを観察し，日常生活行動やセルフケアへの影響を情報収集する必要がある
・合併症の早期発見のために，バイタルサインの変動，とくに血圧は注意して観察する必要がある

アセスメント項目とEくんの情報	Eくんのアセスメント

5. 睡眠−休息パターン

| 1）睡眠習慣
・入院前，22～23時に就寝し，7時起床
・現在，21～22時に就寝し，7時半起床 | ・活動と休息のバランスはとれている．しかし，入院による環境の変化に伴って，日常生活リズムや生活パターンが変化しているため，不眠の可能性がある |

アセスメントの結論
・病態や学童後期の活動や休息をふまえた日常生活リズムの観察は必要である

6. 認知−知覚パターン

| 1）感覚器の機能
・聴力　学校の健康診断での指摘はない
・視力　左右1.0 | ・感覚器の機能に問題はない |
| 3）認知機能
・学習状況　学校の成績は良い
・Eくん「入院したときはしんどくて，お腹も痛かったけど，いまは痛くない」．看護師が症状についてたずねると答えるが，自分から訴えることはない | ・ピアジェの認知発達理論では，Eくんは具体的操作期から形式的操作期への初期段階である．現実的で具体的な事柄に対しての論理的な思考だけでなく，目に見えない出来事や状況などの抽象的な事柄を理論立てて推理できるようになる．ゆえにEくんは倦怠感や腹痛の原因について，丁寧な説明や指導を通して病気との関連性を理解することは可能である |

アセスメントの結論
・症状の要因や治療について説明し，倦怠感や痛みなどがあれば，それを表出できるよう支援が必要である

7. 自己知覚−自己概念パターン

> **ワンポイント　アドバイス**
> 学童後期の心理社会面に関する発達課題をふまえて，ボディイメージの変容などの影響をアセスメントする.

| 1）自己概念
・性格　両親に対して反抗的な態度はない．素直に対応する
・学校ではサッカーを通して友達と遊ぶ
・学校での様子を親に自分から話すことはあまりない | ・家庭から学校へと開かれている生活のなかで，仲間との時間が重要度を増している．また，Eくんにとっての遊びは，身体的成熟の始まりとともに，集団での競争性から対人との社会化を推し進めていくことが思春期への準備段階として大切なことである |
| 2）ボディイメージ
・ステロイド薬を服用中
・母親「鏡の前に立つと不機嫌になるので，容姿のことは触れないようにしているんです」 | ・学童期には，他者から見られていると思う自分のイメージを気にするようになり，学校の友達や教師による評価が優越感や劣等感に影響を与える |

アセスメント項目とEくんの情報	Eくんのアセスメント
	・Eくんはステロイド薬を服用しているため，満月様顔貌や体重増加などの副作用が現れやすい．その症状が，Eくんにとって自分の身体への劣等感や否定的な感情を生み出すおそれがある

アセスメントの結論
- ・Eくんはこれまで活発に日常生活を過ごしていたが，はじめての入院や学校生活の中断をきっかけに重要他者との関係が薄れ，勤勉性が発揮できず，劣等感を抱きやすい状況にある
- ・ステロイド薬の服用により，満月様顔貌や体重増加などの副作用が生じる可能性がある．副作用やボディイメージに対しての観察と，Eくんが治療や薬の服用を納得できる援助が必要である

8. 役割-関係パターン

> **ワンポイント　アドバイス**
> エリクソンの学童期における自我発達理論「勤勉性対劣等感」をもとに，友達関係や学校生活の影響，家族の関係性をアセスメントする．

1）家族の状況 ・家族構成は，45歳父，38歳母，9歳弟と4人暮らし	・家族4人暮らしで核家族である．母方の祖父母は遠方だが，父方の祖父母は近所に住んでおり，時折Eくんを預けるなど普段からの交流もある
2）養育者の役割・関係性 ・母親が基本的に付き添い，病院と家を行き来している ・母親「Eも少し病院生活に慣れたので，パートに出たり，家に帰って家事をしたりできるようになりました．夜間も一人で寝てくれるので負担が少ないです」 ・父親は，会社帰りにほぼ毎日面会に訪れる．近所に住んでいる祖父母は，母親がパートへ出ている日中に面会に訪れる．弟は学童のため面会できない	・父親や母親，祖父母が協力して面会に訪れていることから，家族の関係性は良好といえる
3）学校，クラブでの役割や関係 ・学校の宿題は，母親に声をかけられたら短時間で終える ・学校の担任が定期的に面会に来る．学習内容や学校行事について話をしている．時折，宿題の答え合わせを一緒にしている ・入院生活が1カ月を過ぎ，いつも一緒に遊んでいる友達と会っていない	・エリクソンの学童期における自我発達理論は，勤勉性を獲得し，劣等感を克服することが基本的活力ととらえている．勤勉性の獲得を強化するうえで，両親や教師から褒められる経験は大切である ・Eくんにとって，学校の友達や教師は重要他者としての役割があり，教師から学校の様子を聞くことや，クラスの友達からの励ましは，闘病生活への意欲に欠かせない

アセスメントの結論
- ・はじめての入院や学校生活の中断をきっかけに重要他者との関係が薄れやすい状況にある
- ・養育を必要とする学童期の弟がいることを気に留めながら，家族間の役割や関係性に注意する必要がある
- ・母親は，Eくんが入院となったことへの自責の念があると考えられるため，母親へのかかわりを考えていく必要がある
- ・入院が続くことによる友達関係や学校生活への影響について継続的に情報収集を行う．また，体調を考慮しつつ，学習や遊び，面会時間をEくんと相談しながら日課に取り入れる必要がある

アセスメント項目とEくんの情報	Eくんのアセスメント
9. セクシュアリティ–生殖パターン	
1）第二次性徴と生殖器の発達 ・身長136cm，第二次性徴の徴候はない	・現在はないが，これから第二次性徴が現れる時期である
2）性の意識 ・情報なし	
アセスメントの結論 ・第二次性徴の兆候を観察する必要がある	
10. コーピング–ストレス耐性パターン	
1）ストレス反応 ・Eくん「学校へ行けるようになったら，友達とサッカーしたいけど，皆と会うのがちょっと恥ずかしい．塾は休みたい」 ・母親「子どもの入院当初は心配で夜も眠れませんでした．病気のことも知識がなく，最初は病院内で知り合いもいなくて，話を聞いてもらえる人がいませんでした」	・外泊できる状態まで回復したことで，学校へ行けるうれしさや恥ずかしさが伺える．一方，「塾は休みたい」という発言から，学習の遅れを自覚し，塾への参加はストレスになっている．そのため，学校の担任が定期的に宿題を持って面会に来ることはEくんにとって重要で，学校とのつながりを維持できる支援が必要である
2）ストレスへの対処 ・Eくんは，サッカーの携帯ゲームをする ・母親は，同じ病室の母親たちと病気や子どもに関する悩みなどを話している	・Eくんは，ゲームするというコーピング行動をはかれているが，今後，療養生活のなかで見守りは欠かせない ・現在，母親は，Eくんの病気の回復が見通せたことで不安が緩和された．同じ病気の子をもつ母親との情報収集やコミュニケーションが不安の解消につながっているといえる
アセスメントの結論 ・Eくんやキーパーソンである母親のストレス状況を引き続き注意して観察し，情報収集を行う	
11. 価値–信念パターン	
1）子どもの価値・信念 ・親の勧めで塾に通っている．塾の勉強は好きで，前向きに取り組んでいるが，私立中学校の受験は考えていない ・いまの地域の友達と中学校に通いたい	・Eくんはクラスや地域への帰属意識が高く，今後の進路は地元の公立中学への進学を希望している
2）養育者の価値・信念 ・母親「病気の経過や子どもの進学が気になります」「いまはEが希望する中学校への進学を考えています」	・母親は病気の治療を優先し，Eくんの意思を尊重したいと考えている
アセスメントの結論 ・Eくんや家族が望むことや大切にしたいことを確認していく必要がある	

📋 看護問題の明確化 ……………………………………………………………………

#1 易感染の状態である

≫ 根拠となるアセスメント

「健康知覚−健康管理パターン」より

- ステロイド薬の経口治療により病態は軽快し，現在は減量中であるが，副作用による免疫抑制は生じていると考えられる

「栄養−代謝パターン」より

- ネフローゼ症候群による血清蛋白の喪失により，低蛋白血症による低栄養状態である
- 低蛋白血症によって血漿膠質浸透圧が低下し，全身性浮腫が出現していて，皮膚の状態が脆弱である

#2 病気や療養生活についての認識が十分でない

≫ 根拠となるアセスメント

「健康知覚−健康管理パターン」より

- 小児特発性ネフローゼ症候群が長期継続治療を必要とすることなど，病気の理解に対する不安が生じている

「活動−運動パターン」「役割−関係パターン」より

- 学校生活の中断や活動制限などへの戸惑いがある

#3 E くんの健康管理に関して家族が不安をかかえている

≫ 根拠となるアセスメント

「健康知覚−健康管理パターン」より

- 家族は，E くんの寛解を維持できることを願いつつ，外泊によって病態が悪化したり感染したりすることを恐れている．E くんのはじめての外泊や今後の療養に向けて，家族が正しい知識を得ることは重要である

#4 ボディイメージが混乱する可能性がある

≫ 根拠となるアセスメント

「自己知覚−自己概念パターン」「役割−関係パターン」より

- はじめての入院や学校生活の中断をきっかけに重要他者との関係が薄れ，勤勉性が発揮できず，劣等感を抱きやすい状況にある．
- ステロイド薬の服用により，満月様顔貌や体重増加などの副作用が生じる可能性がある

🏠 Eくんの関連図 ···

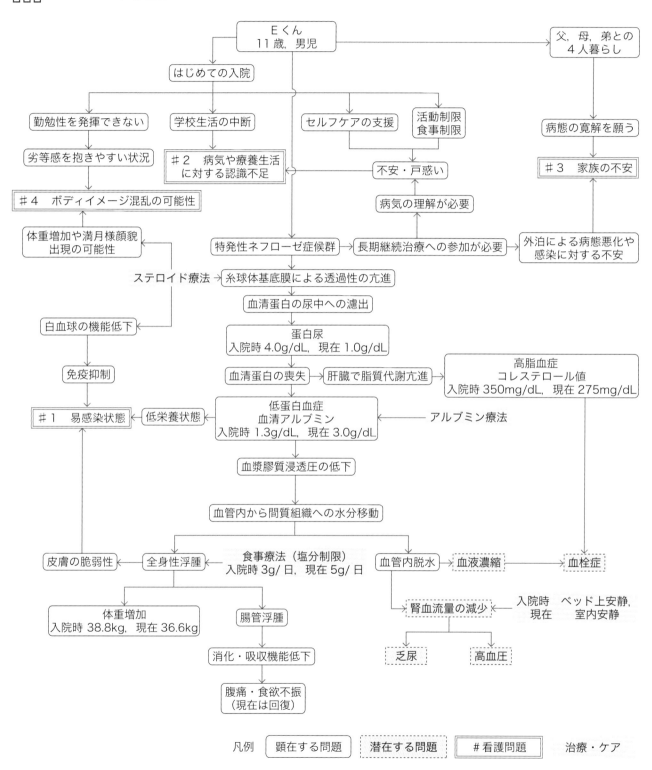

看護介入のポイント ···

#1 易感染の状態である

・感染リスクを減らす援助が重要である．そのためには，感染の危険性や E くんのセルフケアレベルに合った感染予防行動を理解できるよう指導し，予防行動を継続できるよう支援することが必要である

・病態の悪化を防ぐために，感染を引き起こす要因となる症状やデータの経過観察が求められる

#2 病気や療養生活についての認識が十分でない

・E くんの病気や長期継続治療に対する不安を取り除き，闘病生活への意欲を支え，アドヒアランスを向上する援助が重要である．そのためには，正しい病気や治療の知識と理解が得られることを目標に，学童後期の認知機能に配慮した指導や助言を行うこと，また，学校の友達や教師との関係性を見守り，療養生活のセルフケアや日課をサポートすることが求められる

#3 E くんの健康管理に関して家族が不安をかかえている

・E くんの外泊時の家庭での安全な療養生活に向けて，家族が感染の危険因子や回避方法を理解するための援助が重要である．そのためには E くんの病気や治療の正しい理解，日常の健康管理や感染予防対策について家族へ指導することが必要である

#4 ボディイメージが混乱する可能性がある

・自分の容姿の変化を気にする発言や行動が改善され，自身を肯定的に受け入れるための援助が重要である．そのためには，容姿の変化への思いが表出でき，ステロイド薬の服用に関する正しい理解が得られる支援が必要である

気管支喘息治療中の発作出現により入院となったFちゃん

Fちゃんの紹介

　Fちゃんは保育園に通う5歳10カ月（年長児）の女児で，父親（38歳，会社員），母親（36歳，会社員），姉（8歳，小学3年生）の4人家族である．Fちゃんは2歳の時に気管支喘息と診断され，抗アレルギー薬（キプレス）の内服とステロイド薬（フルタイド・ディスカス）の吸入を継続している．季節の変わり目や風邪などをきっかけに，年に1～2回小発作を起こしてかかりつけ医を受診しているが，これまでに入院したことはない．

　1週間前からFちゃんの通う保育園で風邪が流行しはじめた．昨日の夕方，母親が保育園にFちゃんを迎えに行った際，日中から咳嗽と鼻汁がみられていると保育士から報告を受け，翌日には受診させようと思っていたが，夜中就寝中に咳き込みはじめて止まらなくなり，夜間救急を受診した．受診時のバイタルサインは，体温36.6℃，血圧90/56 mmHg，脈拍130回/分，呼吸数35回/分，SpO$_2$ 93%であり，喘鳴や陥没呼吸，呼気延長がみられ，呼気時にはヒュー音が聴診された．チアノーゼはない．中等度の喘息発作と診断され，症状改善目的でそのまま入院となった．血液データは，RBC 460×10^4/μL，WBC 9,800/μL，Hb 12.0 g/dL，TP 7.0 g/dL，ALb 3.9 g/dL，Na 128 mEq/L，K 4.1 mEq/L，Cr 0.3 mg/dL，CRP 0.5 mg/dL であった．

　入院後，SpO$_2$ 常時モニタリングを開始し，また，左手背に輸液ルートが確保されソリタT3号が30 mL/時で持続投与となった．治療は，輸液にてステロイド投与が1日2回，吸入が1日4回，内服が1日3回である．5日間程度の入院が必要だろうと医師から説明を受け，入院中は母親が付き添うこととなった．急な入院であるため，母親は入院準備と職場への連絡などのためにいったん帰宅した．その間，Fちゃんは心細そうな様子ながらもDVDを見ながら1人で病室で過ごすことができていた．翌日以降も母親は，家事や食事の支度などで日中数時間は帰宅する予定である．

　母親は，「2歳の時に喘息と言われて，それからずっと気をつけてきて，入院になるほどの発作もなかったので，今回はとてもショックです．風邪をひくと咳がひどくなるので，外から帰って来た時の手洗いやうがいは本人もしていたんです．ただ，年に1回か2回咳き込むぐらいであとは元気なので，本人もお薬や吸入をすぐ忘れてしまっています．家にいるときは，私がお薬飲んだの？　吸入したの？　って声をかけてるんですけど，夏休みにも，おばあちゃんの家に子どもだけで泊まりに行ったときに何度か忘れていたみたいです．来年から小学生だし，もうそろそろ自分で意識してもらわないといけないですね」と話していた．

Fちゃんをアセスメントする視点

　慢性疾患をかかえる子どもは，長期にわたって薬物療法をはじめとした療養法を継続している．そのなかで発作の出現など症状が増悪した際には集中的な治療を行い，軽快後は再び療養法を行いながら生活していかなければならない．

　Fちゃんは2歳時に気管支喘息と診断され，内服と吸入により発作をコントロールしており，今後も長期にわたってこれらを続ける必要がある．乳幼児期が疾患や治療について理解するのはまだ難しいため，親が管理をしていることがほとんどであるが，子どもの発達にあわせて，子ども自身で療養法を実践できるように移行していくことが重要である．

　よって，本事例では，喘息発作出現による急性期状態の呼吸状態をアセスメントすると同時に，今後の療養管理についてもアセスメントする．つまり，急性期・慢性期双方の視点をもって考えていくことがポイントとなる．

🩺 Fちゃんのアセスメントの展開

アセスメント項目とFちゃんの情報	Fちゃんのアセスメント
1．健康知覚−健康管理パターン	
ワンポイント　アドバイス このパターンでは普段の健康状態や健康管理をとらえるとともに，現在の健康状態すなわち急性期症状を発症している状況をとらえることがポイントとなる．また，内服などの子どもの療養を親が管理していることが多いが，子どもの発達にあわせて親から子どもに管理を移行していくことが重要であるため，今現在，子ども自身でどこまで管理できるかを判断することが重要である．	
1）診断名・現病歴 ・診断名：気管支喘息 ・現病歴：前日から咳嗽と鼻汁がみられており，翌日受診予定であったが，夜中就寝中に咳き込みはじめて止まらなくなり，夜間救急を受診した ・母「喘息で入院になるのははじめてで，とてもショックです」	・Fちゃんは喘息発作を起こして入院となり，呼吸困難がみられている．症状の悪化を受け，家族は適切な受療行動をとることができている．しかし，今回は入院に至り，母親もショックを受けている様子がみられている
2）発達歴・既往歴 ・発達歴：乳幼児健診で異常なし ・既往歴：2歳時に気管支喘息と診断．以降，年1〜2回の喘息発作あり．キプレス内服とフルタイド吸入でコントロール．入院歴はなし ・アレルギー：犬・猫でアレルギーあり．ペットは飼っていない	・発達については問題ない ・Fちゃんは2歳時に気管支喘息と診断され，抗アレルギー薬の内服とステロイド吸入によって発作をコントロールし，これまでに入院を要する大きな発作を起こしたことはない
3）健康習慣・保健行動 ・定期接種ワクチンはすべて接種済み ・外出後の手洗い，うがいは自分でしている ・内服・吸入は母親が管理している．祖母の家に泊まりに行ったときなど，言われなければ忘れている	・これまでに必要な定期予防接種は受けており，家族が適切に子どもの健康管理をできていると考えられる ・Fちゃんは帰宅時の感染予防行動をとる習慣ができている ・Fちゃんの療養管理は母親が行っており，Fちゃん自身ではまだ十分な認識ができていない

アセスメント項目とFちゃんの情報	Fちゃんのアセスメント
4）全身状態を示す血液データ ・WBC 9,800/μL，CRP 0.5 mg/dL	・喘息発作により，炎症を示す値が上昇している

アセスメントの結論
・気道の炎症を示す炎症データも上昇しており，呼吸困難を起こし，急性期の状態にある
・これまで家族の管理のもと，発作のコントロールがされていた．突然入院する状況となり，母親のショックは大きい
・5歳という年齢の未熟さ，そして，症状がコントロールされているがゆえに，内服や吸入の必要性に対する認識が得られていない

2. 栄養-代謝パターン

ワンポイント　アドバイス
とくに急性期症状による入院の場合には輸液を行うことが多く，子どもの年齢を考えると輸液ルートの自己（事故）抜去が起こるリスクが大きいため，シーネでルートを固定することがほとんどである．シーネが手掌に24時間密着していることにより蒸れやすい．

1）食生活の状況 ・箸とスプーンを使い分けて食べる ・食事前後のあいさつができる	・年齢相応の食習慣が形成されている
2）食事摂取量 ・食欲あり ・食事：1日3食（昼は保育園の給食） ・おやつ：平日は保育園のもの，休日はスナック菓子やクッキーなど．食べ過ぎないようには母親が気をつけている ・偏食：野菜が嫌いだが，しぶしぶ残さずに食べている	・食事1日3回とおやつを毎日摂取しており，欠食はみられない ・偏食はあるものの，残さずに食べており，適切な栄養摂取ができていると考えられる
3）栄養状態を示すデータ ・血液データ：RBC 460 × 10^4/μL，Hb 12.0 g/dL，TP 7.0 g/dL，ALb 3.9 g/dL，Na 128 mEq/L，K 4.1 mEq/L，Cr 0.3 mg/dL ・皮膚：軽度アトピー様でやや乾燥気味．適宜母親がヒルドイドローションを塗布している ・現在は安静度の制限によって入浴が許可されていない ・左手はシーネ固定をしている ・歯：1週間前に下の前歯が抜け，永久歯が萌出している	・栄養を示す血液データに問題はない ・皮膚は乾燥気味であるが，母親がローションを塗布し適切に対応できている ・現在は入浴が許可されていないため，普段のように全身の清潔を保つことができない．また，左手はシーネで固定されており，手掌は蒸れが生じやすい状態にある ・5〜6歳頃は乳歯から永久歯に生え変わる時期であり，年齢相応である
4）発達評価指標 ・身長：105 cm ・体重：18 kg	・カウプ指数は16.3，身長・体重ともに50パーセンタイルに位置しており，身体発育は正常である

アセスメント項目とFちゃんの情報	Fちゃんのアセスメント
5）輸液 ・ソリタT3号を30mL/時で持続投与（1日量720mL）	・Fちゃんは点滴でステロイド薬を投与されており，そのためのルートキープをしている

アセスメントの結論

・栄養・発育などに問題なし
・現在は入浴を許可されておらず，全身の清潔を保つことができない
・左手はシーネで固定されており，手掌は蒸れが生じやすい状態にある

3. 排泄パターン

1）排泄習慣と自立度 ・排尿：7～8回/日 ・尿性：濃縮や混濁なし ・排便：1回/日，普通便 ・排尿，排便ともに自立．夜尿なし	・排尿・排便ともに年齢相応の回数であり，問題ない ・排泄は自立しており，年齢相応である
2）腎機能を示す血液データ ・BUN 8 mg/dL，Cr 0.3 mg/dL，	・腎機能データは正常である

アセスメントの結論

・Fちゃんの排泄パターンに問題はみられない

4. 活動-運動パターン

> **ワンポイント　アドバイス**
>
> Fちゃんは，呼吸器症状を発症していることから，この「活動-運動」パターンで呼吸状態を具体的にとらえ，「健康知覚-健康管理パターン」でとらえた状況とあわせてみていくことがポイントとなる．

1）運動機能の発達 ・粗大運動：歩行など問題なし．公園の遊具でよく遊ぶ ・微細運動：お絵かきやぬり絵が得意．箸で豆などを上手につまむ	・粗大運動，微細運動ともに年齢相応である
2）遊び ・外では，友達や姉と公園の遊具で遊んだり，鬼ごっこをして遊んだりする	・幼児期後期には仲間と決めたルールに沿って共同遊びを行う時期であり，Fちゃんも共同遊びをしている
3）1日の活動パターン ・7時起床，8時朝食 ・9～18時保育園で過ごす ・19時夕食，20時入浴，21時就寝	・Fちゃんは1日の多くを保育園で過ごしている．自宅での生活もパターンが確立しており，年齢相応の生活ができている

アセスメント項目とFちゃんの情報	Fちゃんのアセスメント
4）基本的生活習慣の自立状況 ・食事：自分で食べる ・排泄：1人で可能 ・清潔：母親と一緒に入浴 ・更衣：1人で可能	・基本的生活習慣は年齢相応に獲得できている
5）呼吸・循環 ・循環：血圧 90/56 mmHg，脈拍 130回/日 ・呼吸：呼吸数 35回/日，SpO$_2$ 93%，ヒュー音（＋），喘鳴（＋），陥没呼吸（＋），呼気延長（＋），チアノーゼ（－） ・点滴：水溶性プレドニン 1日2回 ・吸入：ベネトリン・インタール 1日4回 ・内服：ムコサール DS1日3回	・循環機能に問題はみられない ・Fちゃんは喘息発作を起こしており，呼吸数は正常より多く，SpO$_2$も正常値より低い．また，喘息発作特有の呼吸音も聴取されており，陥没呼吸や呼気延長など，呼吸困難が大きいパターンがみられている ・呼吸困難に対する治療としてステロイド薬の投与，気管支拡張薬や抗アレルギー薬の吸入などが行われている
6）安静度・活動制限 ・安静度：室内安静（トイレ歩行は可） ・左手背に末梢ルート刺入，シーネ固定	・呼吸困難によって入院となり，室内安静のため活動範囲が制限されている ・Fちゃんは5歳という年齢もあり，末梢ルートの管理のためシーネで固定をされている

アセスメントの結論
・気管支の狭窄による呼吸パターンの異常がみられており，呼吸困難による苦痛が大きい
・治療管理として活動範囲が室内に制限されている
・末梢ルート管理のためにシーネ固定がされており，左手を自由に使うことができない

5．睡眠−休息パターン

1）睡眠習慣 ・7時起床，21時就寝 ・午睡：先月までは保育園で昼食後から15時頃まで午睡の時間があったが，今月からなし ・いつもリカちゃん人形と一緒に寝ている	・夜間は10時間睡眠をとっており，5歳時に必要な睡眠時間が確保できている ・幼児後期は1日1回午睡をするが，翌年より小学生になる5歳では，その準備段階として午睡せずに生活できるよう徐々に生活パターンを変化させていく時期である
2）家族の睡眠習慣 ・情報なし	

アセスメントの結論
・Fちゃんの睡眠パターンに問題はみられない

アセスメント項目と F ちゃんの情報	F ちゃんのアセスメント
6. 認知−知覚パターン	
1）感覚器の機能 ・視覚：眼鏡等なし，普通に絵本が読める ・聴覚：他者との会話でスムーズに反応している	・視覚・聴覚に異常はみられない
2）コミュニケーションの手段 ・文章で会話がスムーズにできる	・年齢相応のコミュニケーションができている
3）認知機能 ・ひらがなが読める．絵本の短い文章が読める ・1〜100 までの数字が言える ・時計は 1 時などちょうどの時間は読める	・文字や数字，時計などは小学校 1 年生で学習するが，幼児後期には読めるようになる子どももいる．F ちゃんも簡単な文章や時計については理解が可能である
アセスメントの結論 ・F ちゃんは年齢相応の認知発達が得られている	
7. 自己知覚−自己概念パターン	
1）自己概念 ・F ちゃん「いい子にしてたらおうちに帰れる？」 ・性格：活発，泣き虫，甘えん坊 ・遊び：友達とリカちゃん人形でままごとをしたり，鬼ごっこをしたりするのが好き	・幼児後期では，まだ入院や病気に対して正しい理解は難しく，罰としてとらえることがあるが，F ちゃんなりに対処行動をとろうという様子がうかがえる ・F ちゃんは模倣遊びや共同遊びを好み，5 歳の一般的な遊びのスタイルがみられている
アセスメントの結論 ・F ちゃんの心理社会性の発達に問題はない	
8. 役割−関係パターン	
1）家族の状況 ・家族構成：父（38 歳，会社員），母（36 歳，会社員），姉（8 歳，小学 3 年生）の 4 人家族． ・祖父母は隣県に住んでいる	・F ちゃんは両親と姉との核家族であり，両親は共働きである ・祖父母は隣県に住んでおり，臨機応変なサポートは得られにくい状況である
2）養育者の役割・関係性 ・キーパーソンは母親 ・入院中は母親が付き添っている．母親は午後数時間帰宅して食事の準備や入浴などをし，父親帰宅後病院に戻ってくる．入院中父親は仕事を早く終えて帰宅	・キーパーソンは母親であり，母親が入院中 F ちゃんに付き添っている．母親は付き添いをしながらも家事のために自宅と病院の行き来をしている．父親も仕事の調整をするなど，家族で F ちゃんの入院をサポートしている
アセスメントの結論 ・母親は自宅と病院を行き来することとなり，母親にかかる負担は大きいと考えられる	

アセスメント項目とＦちゃんの情報	Ｆちゃんのアセスメント
9.　セクシュアリティ−生殖パターン	
・５歳 10 カ月，女児	・特記事項なし
10.　コーピング−ストレス耐性パターン	
1）ストレス反応 ・採血時やルートキープ時に「いやだ！　こわい！」と泣いていた ・入院当日，母が帰宅中は心細そうな様子であった	・受診や入院ではさまざまな検査や処置などがあり，採血のように侵襲を伴うものもあるため，５歳のＦちゃんにとっては大きなストレスとなりうる ・はじめての入院により慣れない環境で生活をしなければならない．また，母親が病院と自宅を行き来しているときなど，１人で過ごさなければならない時間は，５歳のＦちゃんにとっては不安が生じやすい状況である．

アセスメントの結論
- 採血のように侵襲を伴う処置や検査では声を出して泣くなど，ストレスになっている
- 慣れない環境はＦちゃんにとっては不安が生じやすい状況である．母親が不在で，Ｆちゃんが１人で過ごさなければならない時間もある

11.　価値−信念パターン

・情報なし

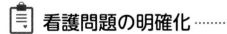

看護問題の明確化 ‥‥‥‥‥‥‥‥‥‥‥‥‥‥‥‥‥‥‥‥‥‥‥‥‥‥‥‥‥‥‥

＃1　喘息発作の出現による呼吸困難がある

>> 根拠となるアセスメント

「健康知覚−健康管理パターン」より
- 気道の炎症を示す炎症データも上昇しており，呼吸困難を起こし，急性期の状態にある

「活動−運動パターン」より
- 気管支の狭窄による呼吸パターンの異常がみられており，呼吸困難による苦痛が大きい

＃2　気管支喘息のコントロールに対する知識が不足している

>> 根拠となるアセスメント

「健康知覚−健康管理パターン」より
- これまで家族の管理のもと，発作のコントロールがされてきた
- ５歳という年齢の未熟さ，そして，症状がコントロールされているがゆえに，内服や吸入の必要性に対する認

識が得られていない

#3 入浴制限やシーネ固定によって，皮膚の保清が不十分である

>> 根拠となるアセスメント

「栄養−代謝パターン」より

- ・現在は入浴を許可されておらず，全身の清潔を保つことができない
- ・左手はシーネで固定されており，手掌は蒸れが生じやすい状態にある

「活動−運動パターン」より

- ・末梢ルート管理のためにシーネ固定がされており，左手を自由に使うことができない

#4 はじめての入院という環境変化や治療に伴う不安やストレスがある

>> 根拠となるアセスメント

「活動−運動パターン」より

- ・治療管理として活動範囲が室内に制限されている
- ・末梢ルート管理のためにシーネ固定されており，左手を自由に使うことができない

「コーピング−ストレス耐性パターン」より

- ・採血のように侵襲を伴う処置や検査では声を出して泣くなど，ストレスになっている
- ・母親が不在で，Fちゃんが1人で過ごさなければならない時間もある

#5 はじめての入院によって，母親が不安や負担をかかえている

>> 根拠となるアセスメント

「健康知覚−健康管理パターン」より

- ・これまで家族の管理のもと，発作のコントロールがされていた．突然入院する状況となり，母親のショックは大きい

「役割−関係パターン」より

- ・母親は自宅と病院を行き来することとなり，母親にかかる負担は大きいと考えられる

🏛 Ｆちゃんの関連図 ···

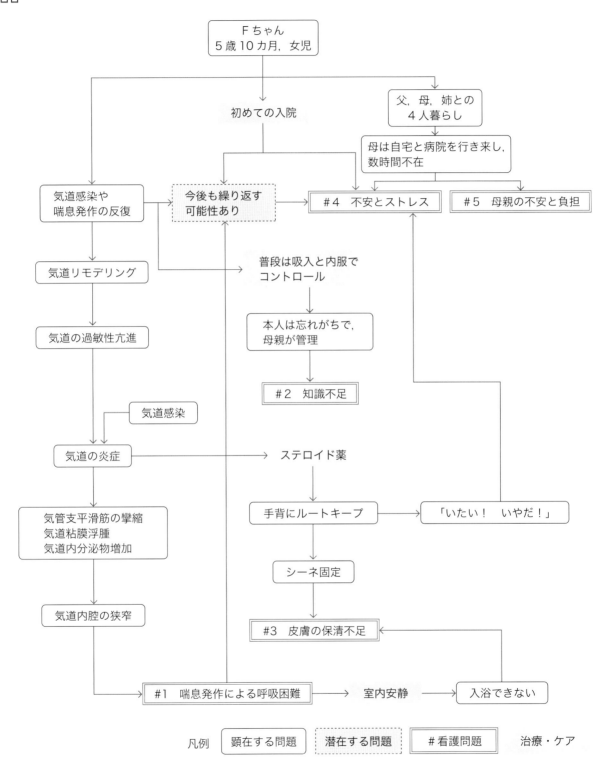

看護介入のポイント

#1 喘息発作の出現による呼吸困難がある

- F ちゃんは呼吸困難をきたしている状況であるため，呼吸状態を把握し，呼吸を安楽にするための援助を行うことがまず重要な点である
- よって，バイタルサインの測定とともに，呼吸状態や呼吸に関連する事項の観察，食事や睡眠など呼吸困難によって影響を受ける生活習慣などについて確認する．
- また，呼吸困難を改善する治療として吸入やステロイド薬の点滴を行っているため，それらの治療がスムーズにすすむように援助することが重要であり，輸液管理や吸入時の援助などを行う

#2 気管支喘息のコントロールに対する知識が不足している

- F ちゃんはこれまで大きな発作を起こすことなく，家族による管理のもと療養していた
- 翌年には小学校への入学も控えている年齢であり，親から離れて活動する時間も多くなる発達段階である．よって，疾患や治療をどのように理解しているのかを確認し，5 歳で理解できるレベルでの正しい知識提供を行うなど，治療への認識をもち，自己管理できる部分はできるように支援していくことが必要である

#3 入浴制限やシーネ固定によって，皮膚の保清が不十分である

- F ちゃんは現在入浴できないため，清拭や洗髪，陰部洗浄などによって身体の清潔を保てるよう援助する必要がある
- 左手背は終日シーネ固定をされているため，手掌部は蒸れが生じやすい状況であるため，毎日シーネを交換し，皮膚トラブルを予防する必要がある

#4 はじめての入院という環境変化や治療に伴う不安やストレスがある

- F ちゃんにとってはじめての入院であり，入院中はさまざまな不安やストレスを経験する．それらを少しでも緩和できるよう，室内でできる遊びの提供や，採血時の恐怖心を和らげるような援助などを行う必要がある

#5 はじめての入院によって，母親が不安や負担をかかえている

- これまでは比較的良好に発作がコントロールされてきただけに母親のショックは大きく，今後もこのようなことが起こるかもしれないという不安が生じている可能性もある．また，母親は，F ちゃんの入院に付き添いながら自宅と病院を行き来しており，疲労や負担がかかっている状況である．母親の話を傾聴し，不安や疲労を軽減できるような援助が必要である

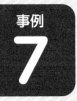

事例 7　小児がんの発症がわかった G くん

G くんの紹介

　G くんは 7 歳 11 カ月で，父親（35 歳，会社員），母親（33 歳，専業主婦），兄（12 歳）と 4 人暮らしをしている．母方の祖父母は近くに住んでおり，日中，G くんを預けることがあった．

　G くんは，これまで大きな病気に罹患することなく元気に過ごしていた．ワクチンは，B 型肝炎，ロタウイルス，ヒブ，小児用肺炎球菌，四種混合（DPT–IPV），BCG，麻疹・風疹，水痘，おたふくかぜ，日本脳炎を接種済みである．夏休みが終わった秋頃（7 歳 10 カ月），学校から帰宅後に「疲れた」とベッドで臥床することがあった．授業が午後まであるため疲労が溜まっていることが影響していると思い，母親は様子をみていた．

　その約 1 カ月後，耳の下をしきりに触る動作がみられた．両耳介後部のリンパ節腫脹がみられ，食欲低下がみられた．その頃，在籍する小学校で流行性耳下腺炎が流行していたため，母親は感染したと思い自宅で様子をみていた．その後，発熱があり近医を受診，採血検査を行ったところ，より詳しい検査の必要性を説明され，紹介入院となった．

　入院時，G くんは発語もほとんどなく，母親に抱かれた状態であった．父親は週末面会に来ている．母親からみた G くんの性格は，我慢強く，ストレスを表出することが少ない．また，週 1 回スイミングに通い，体を動かすのが大好きだった．

　入院時の血液データは，RBC 250×10^4/μL，Hb 7.8 g/dL，PLT 5.4×10^4/μL，Ht 30.7%，WBC 3,000/μL，TP 5.6 g/dL，Alb 3.9 g/dL，BUN 21 mg/dL，Na 135 mEq/L，K 4.5 mEq/L，Cl 100 mEq/L，骨髄穿刺有核細胞 13×10^4/mL，芽球（白血病細胞）91% であった．

　入院 2 日目，主治医が骨の絵を描きながら「血を作っている細胞の中に悪いばい菌がいて，それが増えてしまう白血病という病気です．プロトコールに沿って治療をしていきます」と両親に伝えた．両親からは，G くんにも病気の説明をしてよいが，白血病という言葉ではなく，悪いばい菌という言葉をつかってほしいという希望があった．G くんには，主治医より「悪いばい菌が増えてしまうと，貧血や出血，感染が起こってしまう．2 年間の治療が必要で，3 カ月間は病院にお泊りが必要．治療は，点滴でお薬を入れて，いやだけど背中に針を刺す検査も必要．治療をしたら吐いたり，髪の毛が抜けたりする．でも，がんばれば必ず治って学校にも行けるし，外遊びにも行けるからがんばろう．学校は，入院治療が終わって，1 学期から遅れて行くことになると思う」と伝えると，G くんは泣きはじめてしまった．

　病状説明の直後，母親は「覚悟はしていたんですけど」と話し，父親は「日常生活は普通に送れるのでしょうか」と話していた．さらに，母親は「学校はどのようにしたらいいでしょう．兄がいるんですけど，お兄ちゃんにも話したほうがいいですか」とたずね，所属している学校への連絡方法や，兄への説明についても質問した．

　翌日，母親は「（主治医から）7 割から 8 割くらいで寛解できると言われました．両方の親達に話しました．私のほうが動揺しちゃって，どうしてこんな病気になる子どもを産んじゃったんだろう．私が代わってやりた

い．この子のこともあるけど，兄のことも心配で．白血病イコール死をイメージすると思うんです．兄は，精神的に参りやすいと思うんです．家に一人でいることが多くなることも心配です．この子（Gくん）は，説明を聞いたけどよくわかっていないようです．『勉強についていけなかったらどうしよう．運動会は出られないのかな』などと言っています」と話した．担当看護師が，プロトコールの紙面を見ながら翌日からの治療を母親に確認すると「昨日，先生はそんなことを言っていたんですね．聞こえていても全部抜けていました．主人が来て少しは落ち着いて話を聞いてはいたんですけれどね」と話す．さらに，兄の反応を確認すると，母親は「お兄ちゃんには病名を話しました．本人（Gくん）は，病名を聞いてこないです．でも，血管を見ながら『血に悪いものがいる』って言ったり，腰が痛かったとき『ここに悪いのいる』って言ったりしていました．全部はわからないけど理解はしているみたいです．痛みについても『お腹痛い』とかは言ってくるけど，検査の痛みとかは我慢しないといけないって思っているみたい．もともと痛みには強い子だし，（髄注や骨髄検査は）眠ってするから痛くないよって先生が言ってくれて，本人も覚悟はしていたみたいです．抗がん剤の治療が始まるときは，本人に話さないといけないねって主人とも話していたんです」と話した．

　入院5日目，母親はGくんの反応について「そういえば，夜中の赤ちゃんの声が結構聞こえるんですよね．そうしたら『うるさい』って言ったんです．Gも赤ちゃんのときは，いろんなことを伝えるのにああいうふうに泣いていたんだよって言ったんです．そしたら『うるさくないね』って言ったんですよ」と担当看護師に話す．

　入院6日目，母親は「この子なりに受け止めていると思います．なんとなく明日検査だって勘づいていると思います．3日前に次は治療だって先生に言われたもんで．でもどんな治療をするかは明日言います．前もって言うと気にしちゃうんです．結構そういうところがあるんで」と，Gくんに検査日程を伝えるタイミングについて母親なりに考えていることを担当看護師に伝えられていた．その日のGくんは「1時間遊びたい．なんで30分なの．明日治療なんでしょ」と，母親へ自由に遊べないことに対するストレス反応を示していた．

　入院7日目，母親より「お兄ちゃんには，私たち二人がいるときに話しました．白血病ということを言って，少し入院が長くなるかもしれないとしか言ってないです．その後，とくに何を聞いてくるわけではないです．私が家に帰ったとき，お兄ちゃんはすごく気をつかってくれるんです．朝ごはんは作らなくていいから寝ててとか言われて，泣きそうになりました．修学旅行とか運動会とか，やっぱりお弁当を持って行くときとかは作ってあげたい．運動会は無理なのでおばあちゃんたちに任せます．主人には休みを取ってもらって，私が帰れるようにします」と，きょうだいへかかわる時間の確保について話していた．

🔍 Gくんをアセスメントする視点

　小児がん看護では，原疾患や化学療法などの治療に関する知識，身体的侵襲の大きい処置や検査への看護，教育関係者との協働など，小児がんの治療や検査処置を受けながらも可能なかぎり成長発達を促すことが求められる．小児がんの治療終了後5年無病生存率は80〜90%であり，若年成人人口のうち約400〜1,000人に1人が小児がん経験者である．このことから，治療終了後の晩期合併症の可能性や適切な受診など小児がんの長期フォローアップが求められる．

　そのため，診断初期からGくんの成人後を視野に入れた成長発達支援が求められている事例である．

🩺 Gくんのアセスメントの展開

アセスメント項目とGくんの情報	Gくんのアセスメント
1. 健康知覚–健康管理パターン	
1) 発達歴・既往歴 ・在胎週数は40週であった ・2歳半で肺炎の既往がある ・アレルギーはない	・Gくんの発達歴はとくに問題なく経過していた
2) 健康習慣・保健行動 ・必要なワクチンは接種済みである ・手洗い，うがいができる ・歯磨きは1日3回している ・4日目にあった病気の説明については「あまり覚えていない．忘れちゃった」．しかし「治療は受けなくてはならない」と思っている	・予防接種など，家族による適切な健康管理が行われている ・自宅での歯磨き，帰宅時の手洗いやうがいが習慣化されていたことから，療養上の簡単な指示は守れるようになる発達段階であり，健康への悪影響を理解できる ・化学療法を開始すると，口腔内の出血傾向が高まるため，粘膜損傷を防ぐための口腔ケアと口腔内の乾燥を緩和するうがいの励行が必要である
3) 嗜好品 ・アセスメントは不要と考えられる	
4) 養育者の健康管理 ・母親は，入院中の感染予防の必要性を本人に伝え，毎日の手洗い，うがいの励行を褒めている	・要因（ばい菌）と，その結果として病気（症状）が生じるという因果関係だけでなく，病気が身体機能の低下によって生じることや，その原因となる行為や悪い習慣（外出から戻った後，うがいをしないなど），健康への悪影響に対する理解が深まる．そのため，予防行動や病気の治療には，原因を取り除くだけでなく，身体機能を回復させる目的があることも理解できるようになる

アセスメントの結論
・発達暦に問題はなく，健康習慣，保健行動の指示を守れている
・今後，予防行動などの療養生活にも前向きに取り組めるためのかかわりが必要である

2. 栄養–代謝パターン

> **ワンポイント アドバイス**
> 化学療法の開始により，「栄養–代謝パターン」「活動パターン」「排泄パターン」の側面から，病態および治療に影響を与えることになる．それらを総合的にアセスメントし，本人の苦痛をとらえることが重要である．

1) 食生活の状況
・入院前は，3食をバランスよく食べていた

アセスメント項目と G くんの情報	G くんのアセスメント
2）食事摂取量 ・食欲は普通で，偏食はない ・今後，化学療法を開始する	・化学療法を開始すると，嘔気，嘔吐に伴って食欲不振が出現する可能性がある．また，口内炎，胃腸障害，肝機能障害，はじめての入院や食生活の違いなどからも食欲不振が起こる ・事前に起こりうる症状（嘔気，嘔吐，口内炎，食欲不振）を説明し，制吐剤の使用，口内炎予防のためのブラッシングや含嗽，食事の工夫を家族に伝えておくことが必要である ・抗がん剤による活性酵素が，口腔内の細胞を破壊，再生を阻害し，炎症反応を引き起こす ・好中球減少時の口内常在菌による局所感染炎症が起こり，口内炎を引き起こす
3）栄養状態を示すデータ ・永久歯に生え変わりはじめているが，う歯はない ・入院時：RBC 250×10^4/μL，Hb 7.8 g/dL，Ht 30.7% ・入院時：TP 5.6 g/dL，Alb 3.9 g/dL ・入院時：体温 36.5℃，BUN 21 mg/dL ・入院時：Na 135 mEq/L，K 4.5 mEq/L，Cl 100 mEq/L	・白血病により造血器官が傷害されており，RBC，Hb，Ht から貧血傾向にある ・今後の化学療法により，正常な造血細胞の分化・増殖にも障害が及び，骨髄抑制が生じる ・TP，Alb から低蛋白，低栄養状態である ・血病細胞の産生する炎症サイトカインによる発熱があり，BUN が基準値より高い ・入院時の Na，K，Cl は基準値内である ・今後，化学療法による嘔吐や下痢，抗がん剤によるホルモンへの刺激，寛解導入期の薬剤投与による腫瘍細胞崩壊などによって，電解質異常が生じる可能性があるため，電解質，水分出納バランスの観察が必要である
4）発達評価指標 ・入院前：身長 120 cm，体重 20 kg	・ローレル指数 115.7 であるから，身体的発育は標準である

アセスメントの結論
・化学療法開始後は，骨髄抑制能による感染防御の低下，電解質異常が生じる可能性がある
・今後，口内炎などにより，経口摂取が困難となり，栄養摂取量の低下がみられる

3．排泄パターン

| 1）排泄習慣と自立度
・入院前は，排尿 5 回／日，排便 1 回（普通便）／日，夜尿はなかった
・今後，化学療法を開始する | ・入院前の排泄状況に問題はない

・化学療法中は，破壊された腫瘍細胞や，分解された薬剤を排泄するため，大量の点滴を行う
・化学療法中は，下痢や便秘が起こりやすい |

アセスメント項目とGくんの情報	Gくんのアセスメント
・入院後は蓄尿し，尿pHをチェックする予定	・子どもは肛門周囲のスキントラブルが出現しやすいため，下痢が生じる前から，肛門部の清潔保持と感染予防が重要である ・便秘が生じると，腹痛，嘔気，食欲不振などが誘発されるため，今後の排便管理が重要である ・白血病細胞が急激に破壊されることによって，尿酸血症からの腎不全も起こる可能性があるため，蓄尿が必要である
2）水分出納バランス ・入院後の水分摂取量は1,500mL/日 ・BUN4.9mg/dL，尿酸3.6mg/dL	・学童期の水分必要量50〜90mL/kg/日に対して，Gくんは1,000〜1,800mLである．化学療法を開始すると，発熱，下痢，嘔吐などの出現により，水分摂取が不足することが予測されるため，こまめに水分摂取できるように促していく必要がある

アセスメントの結論

・化学療法開始後は，尿酸値の上昇と腎障害の合併，肛門周囲の粘膜損傷の可能性がある

4．活動−運動パターン

1）運動機能の発達 ・体を動かすことが大好きで，入院前は週1回のスイミングを楽しみにしていた	

ワンポイント　アドバイス

感染予防の理由から，病室のみの限られた空間での入院生活を送ることが長期間にわたる場合もある．入院生活の長期化により，Gくんの反応の変化の有無についてとらえていくことが大事である．

2）1日の活動パターン
・入院前の生活リズム
6時　　　起床
7時　　　朝食
7時30分　登校
12時　　　昼食
15時　　　下校
18時　　　夕食
19時　　　入浴
20時　　　就寝

アセスメント項目と G くんの情報	G くんのアセスメント
・一般病院小児科（感染症を避けるため個室隔離）に入院する ・貧血のためベッド上で臥床している ・今後，化学療法を開始する	・入院・治療に伴う心理的不安，化学療法の副作用（貧血，発熱，嘔吐，食欲不振），検査などにより，睡眠・休養不足を引き起こし，倦怠感を生じるおそれがある．倦怠感は，元気がない，横になる，眠気などの症状として現れる ・ベッド上安静や，感染予防のための個室隔離により，身体活動量が減少することで，体力が低下するおそれがある ・入院・治療に伴う貧血や倦怠感は，G くんの治療に対する意欲，日常生活活動，家族との関係に大きな影響を与えるため，適切な日常生活援助が必要である
3）日常生活の自立状況 ・食事，排泄，衣服の着脱，清潔などの基本的生活習慣は自立している	・基本的生活習慣は自立をしているが，今後の治療に伴う身体機能の低下や運動制限など，日常生活動作にさまざまな制限が生じる
4）呼吸・循環機能 ・入院時：RBC 250×10^4/μL, Hb 7.8 g/dL, Ht 30.7% ・入院時：呼吸 20 回 / 分，心拍数 100 回 / 分	・貧血による組織の酸素不足により，1 回心拍出量の増大と心拍数の増加が生じ，心悸亢進，頻脈となる．そのため，代償性により心臓の負担が重くなるが，心臓自体も酸素需要の大きい臓器のため悪循環が起こる ・貧血による組織の酸素不足により，疲れやすさ，だるさを生じたり，酸素需要の大きい脳の機能低下，めまい，たちくらみ，頭重感などを生じたりする可能性がある

アセスメントの結論

・化学療法による活動量の低下や，刺激不足による活動の退行がある．また，骨髄抑制による貧血，循環器系への影響が生じるおそれがある

5. 睡眠-休息パターン

1）睡眠習慣 ・入院前は 20 時に就寝し，6 時に起床していた ・入院後は，感染予防のため個室に隔離され，貧血のためベッド上臥床している ・今後，化学療法を開始する	・活動と休息のバランスはとれていたと思われる ・入院による環境の変化に伴って日常生活リズムや生活パターンが変化し，不眠になる可能性がある ・睡眠障害によって心理的影響や体力の消耗をきたし，疲労が蓄積するそのため，質のよい睡眠が得られるように，病室の環境調整や入眠前のケアが必要である ・化学療法に伴う倦怠感，嘔吐，食欲不振などにより，規則的な睡眠を確保できないことが考えられる

睡眠-休息パターンに関するアセスメントの結論

・入院・治療により，休息・睡眠が不足し，疲労が蓄積する可能性がある

アセスメント項目とGくんの情報	Gくんのアセスメント

6. 認知-知覚パターン

1）感覚器の機能 ・視力：左右とも1.5（乱視） ・聴力：とくに問題ない	
2）認知機能 ・造血器官の骨を血液工場に見立てたり，イラストを使用したりしながら，赤血球・白血球・血小板の働き，白血病の仕組みをGくんに説明したところ，「いい血と悪い血が病気で戦っているよ」と，理解できた様子である ・Gくん「今なら刺してもいいよ．息を止めていたら痛くない」 ・痛みのある治療を乗り越えた際などには，「賞状」「シール」などを用いて褒めることにしている	・学童期は，経験の積み重ねから病気を理解できるようになる．図や写真などにより，子どもが経験したことに置き換えると理解しやすい．Gくんも，白血病細胞をイラストで説明されることで，病気を理解できている ・学童期になると，痛みの程度を大まかに話すことができ，自分で痛みに対処しようとしはじめる ・子どもは不安や恐怖により痛みが増強しやすいため，その子に適した説明をして準備性を高めること，安心できる環境を作ること，短時間で処置することが重要である．Gくんは処置に伴う痛みを理解し，自分で対処する行動がみられている ・目に見える形で褒めることにより，治療に前向きにのぞみ，自分でがんばって乗り越えられたという体験となっている

認知-知覚パターンに関するアセスメントの結論
・主体的に治療にのぞむ力を引き出せている．この強みをいかした働きかけを大切にする

7. 自己知覚-自己概念パターン

> **ワンポイント　アドバイス**
> 自己概念を確立していく時期（発達課題：勤勉感-劣等感）であるため，入院による仲間集団からの離脱やボディイメージの変化などの影響を考慮したアセスメントが重要である．

1）自己概念 ・手を使った工作が得意である．寿司を食べられないと話すと，「紙粘土でつくってみる」と反応した ・Gくん「勉強についていけるかな？」「運動会に参加できないんだね」と残念そうに話す ・母親「クラス担任に半年の入院と伝えたところ，クラス仲間からのメッセージを持参すると話していました」	・大好物の寿司を紙粘土でつくって見立てるという保育士の提案に，うれしそうに反応している ・学校の勉強，スポーツ，家の手伝いなどを通して能力を高め，意味のあることをしようとする勤勉感を獲得する大切な時期にある ・重要他者として，学校の友人，教師が含まれ，学校とのつながりを保つことは，Gくんが仲間集団に属していることを保障することにつながる

アセスメント項目と G くんの情報	G くんのアセスメント
2）ボディイメージ ・化学療法開始と同時に脱毛の話をした ・G くん「髪の毛なくなっちゃうの？」	・学童期のボディイメージは成長発達途上で，木確立である．自己概念を確立していく時期にボディイメージに変容が起こることで劣等感を抱きやすくなる ・脱毛によるボディイメージの変化は，子どもと家族に大きな心理的影響を与える．子どもの表情や言動・行動に注目することが大切である ・G くんの「髪の毛なくなっちゃうの？」という言葉に対して，いつ頃から脱毛が始まるのか，治療が終わったら再び生えることを説明し，G くんと家族の心の準備ができるようにかかわる

アセスメントの結論

・仲間集団から離れることによる影響を継続的にアセスメントし，援助方法を検討する必要がある
・ボディイメージの変容をきたす可能性がある

8. 役割 - 関係パターン

1）家族の状況 ・家族構成は，35 歳の父，33 歳の母，12 歳の兄と 4 人暮らし	・診断時，家族は混乱によるショックを体験する．さらに，悲しみや怒りの感情を生じるため，危機的状況のプロセスを理解しておく必要がある ・長期的な治療に伴い，心身の疲労，医療従事者への不満や不信，夫婦間の感情のずれ，学校との関係悪化，経済的問題などが発生してくるおそれがある
2）養育者の役割・関係性 ・おもな養育者は母親である ・父親は週末に面会に来ている．平日はほとんど出張で面会に来ることは難しい ・母方の祖父母が近くに住んでいて，日中 G くんを預けることがあった ・入院前は母親家族の家事活動を行っていたが，入院後は母方の祖父母から支援を受けている	・入院中の付き添いは，おもに母親が行っている．母親に心身の疲労が蓄積しないように，落ち着いて付き添いができるような入院環境を提供することが必要である
3）学校，クラブでの役割や関係 ・長期入院により，学校や近隣などの社会コミュニティから隔離されている ・仲のよい友達と手紙のやりとりをしており，学校とつながりを保っている	・学童期の発達課題は，勤勉感の獲得と劣等感の克服であるが，そのために必要な社会経験が入院により不足し，未発達になるおそれがある ・入院中でもクラスに所属している感覚を持続できることが重要であるため，学校からの連絡事項は G くんにも伝えるようにする．友人との手紙のやりとりは，G くんの居場所をつくり，安心感につながっている

アセスメント項目とGくんの情報	Gくんのアセスメント
・学校のクラスメートと教師には病名を伝えていない	・心理的に混乱している時期に多くのことを決定したり，周囲へ対応したりしなければならないことは苦痛が大きい．学校には入院が必要となったためしばらく欠席するとだけ伝え，詳細の連絡は，状況が少し落ち着き，子ども，親，医療従事者でよく話し合った後でよいと助言する ・学習の継続については，できるだけこれまでの生活に近い日常生活を維持することが大切で，それが今後の生活の自信につながることを親に伝える

アセスメントの結論

・学童期の発達課題である勤勉性の獲得と劣等感の克服にバランスよく取り組めるよう援助する必要がある

9. セクシュアリティ–生殖パターン

・情報なし

10. コーピング–ストレス耐性パターン

> **ワンポイント　アドバイス**
> 「自己知覚–自己概念パターン」と関連させ，病気，治療，副作用などから生活や身体が受ける変化や影響を考慮する．具体的な説明を十分理解できる年齢であることを理解し，本人の疑問，不安，混乱の反応には十分な注意を払い，把握していくことが重要である．

1）ストレス反応 ・Gくんは我慢強く，黙ってしまう	・Gくんは，症状や検査・治療による心身の苦痛の増大，入院による環境変化，病気や治療・将来の不安，さまざまな制限のなかでの発達課題への取り組みをしている ・学童期では，病気や治療に関する説明を受けることによって，自分自身で納得し，療養生活を送ることができる．しかし，生活制限は我慢の限界を超えることがあり，いら立ち，寡黙，抑うつ的反応が生じることもある ・Gくんのストレス対処能力を高めるために，長期的な疾患の見通しを理解し，自分でできる療養行動の範囲を広げられるように支援する
・好きな野球を見ることでストレスに対処している様子である ・「いい血と悪い血が戦っている病気でがんばっているんです」と好きなプロ野球選手へあてた手紙と，プロ野球選手のサインボールが情緒的サポートになっている	・情緒的なソーシャルサポートが安心感や自分への信頼感を強くする．ヒーローへあてた手紙とサインボールの存在は，情緒的サポートを強化している

アセスメントの結論

・外界からの刺激が遮断されることにより，不適応症状が生じる可能性がある

アセスメント項目とGくんの情報	Gくんのアセスメント
11. 価値−信念パターン	
1) 子どもの価値・信念 ・受け持ち看護師が作成した手洗いうがいの「シール表」や「賞状」を大切にしている	・Gくんが毎日励行している手洗いうがいが，「シール表」や「賞状」などの目に見える形で褒められていることにより，自尊感情（自己に対する価値観）を高めることができている ・学童期は，学校や仲間たちとの取り組みのなかで失敗や成功を経験し，他者からの評価を受けることによって，自尊感情（自己に対する価値観）を形成していく側面がある

> **ワンポイント　アドバイス**
> 長期化する療養生活による家族の役割変化や，母親の負担に関するアセスメントをすることが重要である．

2) 養育者の価値・信念 ・母親「この子のこともありますが，兄のことも心配で．家に一人でいることが多くなるので心配です」「修学旅行とか，運動会とか，お弁当を持って行くときには作ってあげたい」 ・母親「白血病イコール死をイメージすると思う．……（Gくんには）病名を言わず，血に悪いものがいると説明してほしいです」	・Gくんの他，きょうだいの学校行事の際には，母親役割を遂行しようとしている ・Gくんには，成長発達に応じた理解できる言葉で，病気の説明をすることを医療者に相談できている

アセスメントの結論
・長期入院が社会性の発達へ与える影響を最小限にすることが重要である
・治療に伴う家族の不安と動揺がある

看護問題の明確化 ··

#1 骨髄抑制によって感染防御が低下し，易感染状態にある

≫ 根拠となるアセスメント

「栄養‐代謝パターン」より

・化学療法開始後は，骨髄抑制による感染防御能の低下，電解質異常が生じる可能性がある

#2 口内炎による経口摂取困難があり，食事摂取量が低下している

≫ 根拠となるアセスメント

「栄養‐代謝パターン」より

・今後，口内炎などにより，経口摂取が困難となり，栄養摂取量の低下がみられる

#3 外界からの刺激の遮断による不適応症状をきたすおそれがある

≫ 根拠となるアセスメント

「活動‐運動パターン」より

・化学療法による活動量の低下や，刺激不足による運動の退行がある

#4 治療に伴い，家族に不安と動揺が生じるおそれがある

≫ 根拠となるアセスメント

「コーピング‐ストレス耐性パターン」より

・外界からの刺激が遮断されることにより，不適応症状が生じる可能性がある

「価値‐信念パターン」より

・長期入院が社会性の発達へ与える影響を最小限にすることが重要である

・治療に伴う家族の不安と動揺がある

⊞ Gくんの関連図 ·······································

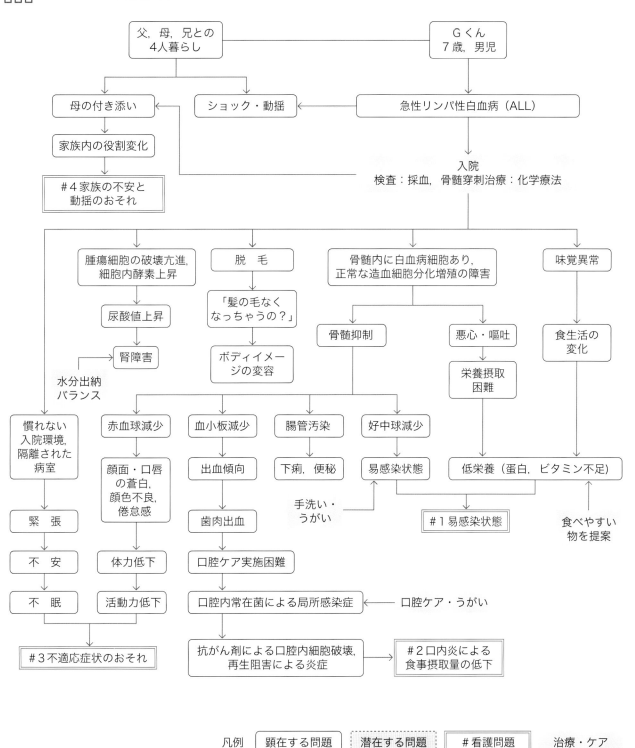

凡例　顕在する問題　潜在する問題　#看護問題　治療・ケア

看護介入のポイント ……………………………………………………………………

＃１ 骨髄抑制による感染防御の低下に伴う易感染状態

・治療を開始したばかりの場合，Ｇくん自身が状態を説明することは難しいこともあるため，Ｇくんの日常生活の様子から異常の早期発見に努める

・易感染状態であることから，感染予防行動の必要性をＧくんの認知発達に応じて説明する

＃２ 口内炎による経口摂取困難に伴う食事摂取量の低下

・歯磨きやうがいの方法など，Ｇくんの感染予防行動の習得状況・実施状況を把握する．そのうえで，発達段階に応じたイラストや写真を用いて説明したり，自発的に取り組めるように，作成した日課表や経過表に歯磨きをしたことを記録することなどを提案したりするとよい

・会話，食事摂取，歯磨き・うがいなどに口内炎が与える影響の程度を把握する．そして，含嗽液や鎮痛薬の使用の必要性について主治医・親子と話し合いをもち，疼痛緩和をはかれるようにしていく

＃３ 外界からの刺激の遮断による不適応症状のおそれ

・住み慣れた家や親しい友人と離れた入院生活を送ることから，ストレス状態に置かれるため，入院に適応ができるように支援していく．たとえば，Ｇくんの好きなことが入院中も継続できるように病棟保育士と調整をはかっていくこと，体調を考慮しながら学習が継続できるように院内学級の教員と調整をはかっていくこと，Ｇくんと兄のきょうだいのつながりが保てるような工夫を行っていくなどがあげられる

＃４ 治療に伴う家族の不安と動揺のおそれ

・Ｇくんの病状や予後に対する不安や疑問を表出しやすいようにしていく

・家族が付き添う場合，不自由で慣れない院内環境で生活を送るため，病棟の状況に応じて，Ｇくん家族が休める空間の調整などを行っていく

事例 8　長期化する小児がんの治療を受けている G くん

😊 G くんの紹介

　事例 7 の G くんは，化学療法 1 クール目が終了し，苦痛症状が落ち着いた頃から院内学級に通いはじめた．化学療法 2 クール目が始まってから，嘔吐症状が強く，内服薬を嫌がるようになってきた．

🔍 G くんをアセスメントする視点

　長期化する治療の経過とともに，G くん本人と家族の心身の変化をとらえ，包括的な支援を考えることが必要である．本人と家族の治療に対する理解，反応や苦痛などのアセスメントが重要である．

🩺 G くんのアセスメントの展開

アセスメント項目とGくんの情報	Gくんのアセスメント
1. 健康知覚−健康管理パターン	
1）発達歴・既往歴 　事例 7 と同様	
2）健康習慣・保健行動	

> **ワンポイント　アドバイス**
>
> 化学療法は，長期にわたり繰り返し実施される．骨髄抑制が長く続き，好中球の減少時に感染症を発症すると重症化するリスクが高い．そのため，感染予防のために，薬剤による予防投与と感染予防行動の状況を継続的に把握し，G くんの療養行動をアセスメントしていくことが重要である．

アセスメント項目とGくんの情報	Gくんのアセスメント
〈入院前〉 ・手洗い，うがいは入院前から習慣化できていた ・歯磨きは 1 日 3 回できている． 〈化学療法 7 日目（2 クール目）〉 ・G くん「お部屋の中にいるから，手は汚れないよ．外に行っていないのに手を洗うの？　うがいもしたくないな」「苦いし，こんなにお薬飲めないよ」	・G くんは，個室内は清潔な状態である思っており，看護師の説明に疑問をもっている．うがいを嫌がる言動が聞かれていることから，G くんの発達段階に応じた説明を行うことが必要である

アセスメント項目とGくんの情報	Gくんのアセスメント
	・学童期は，視覚的な媒体があると，身体の内部で起こっていることも理解できるようになる．また，健康への悪影響も理解できるようになる ・Gくんが自発的に歯磨きや含嗽に取り組める工夫を一緒に行うことが必要である．化学療法7日目から10日目頃に口内炎が発生しやすい．一度，口内炎が出現すると，骨髄抑制が回復するまで持続するため，発症を予防することが必要である．また，含嗽の声かけ，見守り，できたことへの賞賛を行うことが必要である
・Gくん「げーって，吐きたくなるからお薬飲みたくないな」 ・母親「最近，薬を飲みたがらないんです．大事な薬だというのはわかっているんです．その日の機嫌も全然違って．嫌がる薬を無理やり飲ませてしまうことも嫌で．Gもがんばっているのはわかっているんですが，口を閉じて飲まないって言うと，なんで飲まないの！　と怒ってしまうことがあって」	・Gくんは，悪心や嘔吐などの身体的な症状や，繰り返される検査・処置に伴うストレスといった苦痛を体験しているなかで，内服治療を継続している ・Gくんがなぜ内服を嫌がっているのか，考えられる背景を把握し，Gくんにあった安全で確実な内服方法について薬剤師に相談することが必要である ・嘔気・嘔吐が持続する場合は，医師と投与方法を検討するなど，Gくんの苦痛を最小限とする方法を探っていく必要がある
3）嗜好品 ・嗜好品はなし	

アセスメントの結論
・感染予防行動や内服の必要性について，Gくんの発達段階に応じた説明が必要である
・化学療法に伴うストレスをかかえながらも，予防行動などの療養生活にも前向きに取り組めるためのかかわりが必要である

2.　栄養-代謝パターン

> **ワンポイント　アドバイス**
> 化学療法に伴う嘔気や嘔吐，味覚異常，食欲不振などの副作用による影響について継続的に状況を把握し，アセスメントすることが重要である．

1）食生活の状況 〈入院前〉 ・3食をバランスよく食べていた 〈化学療法1クール目終了後〉 ・Gくん「病院の食事は食べたくないな」 ・母親「脂っこいものや，味の濃いものを食べたがります」	・化学療法が開始になってから，Gくんの食事の嗜好に変化がみられている．化学療法終了後10〜14日頃に塩味と甘味が鈍化することがある．Eくんの希望を取り入れた食事を提供できるようにEくんのニーズを把握し，栄養士と連携することも必要である

アセスメント項目と G くんの情報	G くんのアセスメント
〈化学療法 7 日目（2 クール目）〉 ・嘔吐 3 回（18 時，22 時，1 時） ・G くん「いまは何も食べたくない」	・化学療法 2 クール目に入り，嘔吐に伴う食欲の低下がみられている
2）食事摂取量 〈入院前〉 ・食欲は普通で，偏食はない	・学童前期の推定エネルギー必要量は 1,450 kcal で，1 日に必要な必要水分量は約 1,600 mL である．治療による腎障害を予防するため，毎日の水分出納バランスの観察や，水分補給への援助が必要である
〈化学療法 1 クール目終了後〉 ・G くん「口の中がちょっと痛いから，冷たい麺が食べたい」	・化学療法開始数日後から口腔内への影響が出はじめ，7 日目から 10 日目頃に口内炎が発生しやすくなる．症状が顕著なときは，無理に経口摂取を進めることで症状を誘発することもある．負担のない食事摂取の方法を提案していく
〈化学療法 7 日目（2 クール目）〉 ・バナナ 1/2 本	・嘔吐に伴い食事摂取量が減少している．無理に食事を勧めるのではなく，G くんの状態が安定している時間帯に合わせて，配膳のタイミングを検討するなどの工夫が必要である．また，G くんが好んで食べられる物（麺類やゼリー・プリン，シャーベットなど）を選ぶ，食べやすい形態にするなど，栄養士との調整が必要である
3）栄養状態を示すデータ ・永久歯に生え変わりはじめているが，う歯はない 〈化学療法 7 日目（2 クール目）〉 ・RBC 280×10^4/μL，Hb 7.8 g/dL，Ht 22.8%，TP 6.3 g/dL，Alb 3.8 g/dL ・体温 36.6℃，呼吸数 20 回/分，心拍数 96 回/分，血圧 110/60 mmHg ・Na 133 mEq/L，K 4.2 mEq/L，Cl 102 mEq/L	・RBC，Hb，Ht から，骨髄抑制による貧血傾向がみられる ・TP，Alb から低蛋白，低栄養状態である ・Na，K，Cl は基準値内であるが，化学療法による嘔吐や下痢，寛解導入期の薬剤投与による腫瘍細胞崩壊などによって，電解質異常が生じる可能性があるため，電解質，水分出納バランスの観察が必要である
4）発達評価指標 ・入院前：身長 120 cm，体重 20 kg	・ローレル指数 115.7 であるから，身体的発育は標準である

アセスメントの結論

・骨髄抑制能による感染防御の低下，嘔吐症状に伴う脱水により，電解質異常が生じる可能性がある
・口内炎や味覚障害などにより，栄養摂取量の低下や嗜好の変化がみられる

アセスメント項目とGくんの情報	Gくんのアセスメント

3. 排泄パターン

1) 水分出納バランス
〈化学療法7日目（2クール目）〉
・排尿10回/分　排便1回/分（下痢に傾いている）
・尿量1,100 mL/日　（入院時800 mL）

・入院時から尿量が増加しているのは，腫瘍性溶解症候群を予防するための輸液療法が開始されたことによる
・治療薬の副作用である下痢が持続することで，肛門周囲皮膚のケアが必要となる．排泄物の拭き取りや，肛門周囲の洗浄，必要に応じて皮膚のバリア機能を保持するための皮膚保護剤や皮膚被膜剤を使用することが必要である．Gくんの苦痛を軽減する方法を一緒に検討していくことが必要である

・経口飲水量150 mL/日
・補液40 mL/時

・学童期の水分必要量は50〜90 mL/kg/日で，Gくんの場合1,000〜1,800 mLが必要である．今後，発熱や下痢，嘔吐などの出現により，水分摂取が不足することが予測されることから，こまめに水分摂取を促していく必要がある

・BUN 7.5 mL/dL　尿酸4.3 mg/dL

・腫瘍崩壊症候群の早期発見のためにも，治療の継続に伴う尿排泄量およびBUN，尿酸値の変動を観察していく

アセスメントの結論
・腫瘍崩壊症候群に伴う尿酸値の上昇と，腎障害を合併する可能性がある
・肛門周囲の粘膜を損傷する可能性がある

4. 活動−運動パターン

1) 運動機能の発達

> **ワンポイント　アドバイス**
> がんに関連する倦怠感の原因は，身体的要因，心理的要因，社会的要因など多様である．倦怠感の状況や日常生活への影響，検査データ，子どもの訴え，家族のとらえ方など，多様な視点でのアセスメントが必要である．

〈入院前〉
・週1回のスイミングを楽しみにしていた
〈入院，1クール終了後〉
・院内学級から戻ってくると「横になりたい．疲れた．学校の宿題，後にしたい」と訴えるようになった
〈入院後，化学療法7日目（2クール目）〉
・「むかむかする．横になっていたい」

・学習をすることで知的機能が発達し，思考力，コミュニケーション能力を獲得し，社会性の発達につながる．学習は継続することに意味があり，中断されると学習効果に影響が出てくる．入院中の学習支援においては，院内学級の教師と，Gくんの倦怠感の状況を共有し，病状や体調を考慮しながら学習意欲を高めていくことが必要である

アセスメント項目と G くんの情報	G くんのアセスメント
	・ベッド上生活を続けると，腹筋や大腿四頭筋の筋力が低下し，起き上がり動作や立ち上がり動作が難しくなる．筋力の低下は，G くんのボディイメージの変化，疲労感，倦怠感にもつながる ・G くんの血液データ，体調，症状，気分などを考慮し，実施可能な身体活動を楽しく継続できる方法について，リハビリテーション科と連携し検討することも必要である

> **ワンポイント　アドバイス**
> G くんの身体運動機能・認知機能などの発達を妨げることがないように多職種と連携し，G くん自身が興味をもって取り組める支援が重要である．

2）1 日の活動パターン

> **ワンポイント　アドバイス**
> 感染予防の理由から，病室のみの限られた空間での入院生活を送ることが長期間にわたる場合もある．限られた空間での生活が G くんにどのような影響を与えているのか，情報収集が重要である．

・入院後の生活リズム 　6 時 30 分　　起床 　8 時　　　　　朝食・内服 　9 時　　　　　院内学級に登校 　12 時　　　　病室に戻り昼食・内服 　14 時 30 分　院内学級から下校 　15-16 時　　病棟保育士による遊びの援助 　17 時　　　　シャワー浴 　18 時　　　　夕食・内服 　20 時　　　　就寝 ・病室は易感染状態のときは個室 ・化学療法 7 日目（2 クール目）に入ってから嘔吐と倦怠感が持続しており，院内学級はお休みしている	・化学療法中は，倦怠感などの体のだるさや，やる気，集中力の低下などの精神的疲労がある．そのため，院内学級に通う前と下校後の G くんの様子は，院内学級の教師と情報を共有する．G くんの負担にならないよう，必要に応じて学習時間を調整する ・保育士による遊びの援助は，身体機能面，情緒面，社会面の発達に重要である．遊ぶことでストレスの軽減や精神の安定につながる．G くんの体調や感染予防などについて病棟保育士と連携し，安全に遊べるような調整が必要である ・体調不良時や化学療法中は，易感染状態で個室隔離となり，プレイルームで遊ぶことが難しいこともある．病棟保育士と相談しながら，遊びの場や時間を調整することが必要である
3）日常生活の自立状況 ・食事，排泄，衣服の着脱，清潔などの基本的生活習慣は自立している	・基本的生活習慣は自立している．治療に伴う倦怠感や，身体機能の低下，運動制限などの日常生活動作に制限が生じる

アセスメント項目とG くんの情報	G くんのアセスメント
4）呼吸・循環機能 〈化学療法 7 日目（2 クール目）〉 ・RBC 280×10^4/μL，Hb 7.8 g/dL ・呼吸 30 回/分，心拍 120 回/分（病室内のトイレから 　ベッドに戻ってきた後）	・化学療法開始後の骨髄抑制による貧血症状は，Hb 値の 　値から，心拍数と呼吸数の増加，動機や息切れの症状を 　きたすレベルにある ・今後の治療過程においては，易感染状態が進行するとバ 　イタルサインズの値も変動する可能性がある

アセスメントの結論
・化学療法に伴う骨髄抑制による貧血や，さまざまな要因から倦怠感が生じ，活動の低下を招いている

5. 睡眠-休息パターン

1）睡眠習慣 ・入院前は，20 時に就寝し，6 時に起床 ・入院後は，20 時に就寝し，6 時 30 分に起床 ・化学療法 7 日目，嘔吐 3 回（18 時，22 時，1 時）	・入院前の活動と休息のバランスはとれていた ・化学療法に伴う嘔吐により，規則的な睡眠を確保できな 　い状態となっている ・持続する嘔吐によって良質な夜間の睡眠が確保できない 　状態が持続すると，休息がとれなくなる可能性がある ・日中の休息をとり入れ，1 日の活動の優先順位を考える 　必要がある．嘔吐が出現してきていることから，食べた 　いときに，食べるといった工夫が必要である

アセスメントの結論
・化学療法に伴う嘔吐症状が持続することで睡眠が不足し，活動と休息のバランスを保つことが難しい

6. 認知-知覚パターン

1）認知機能 〈化学療法 7 日目（2 クール目）〉 ・「また，むかむかしてきた．げーって吐きたくなるから， 　お薬飲みたくないな」 ・嘔吐 3 回（18 時，22 時，1 時）	・繰り返される嘔吐に伴い，E くんの苦痛がみられている ・嘔吐症状が落ち着いたら，再度，がん化学療法に伴う副 　作用への症状マネジメントについて，G くんが体験して 　いる症状の対処について話し合っていく必要がある ・G くんの苦痛が軽減されるようなリラクゼーションや 　マッサージ，G くんが好きな遊びで気分転換をはかって 　いく

アセスメントの結論
・苦痛症状への対処行動について一緒に考え，G くんが意思決定できるように支援していく

アセスメント項目と G くんの情報	G くんのアセスメント

7. 自己知覚-自己概念パターン

1）自己概念 ・G くん「院内学級を休んじゃった．お友達になったのに」	・学童期の G くんにとって友人や仲間の存在が重要である．院内学級の友人と同じように教育を受けられないのは，G くんの自己効力感を低下させてしまう ・化学療法中は，さまざまな副作用などで，学習の継続を困難にさせる．そのため，体調が落ち着いているときに，学習を継続できるような環境を整えることが必要である
2）ボディイメージ ・G くん「横になっていたい」	・ベッド上の生活が持続することで筋力が低下する．筋力の低下によってボディイメージの変化が生じる可能性がある

アセスメントの結論

・新たな人間関係を形成していけるように支援していく必要がある

8. 役割-関係パターン

1）家族の状況

> **ワンポイント　アドバイス**
> 長期療養に伴って家庭内の役割変化などが生じるため，家族の状況を継続的に把握することが重要である．

・家族構成は，35 歳の父親，33 歳の母親，12 歳の兄の 4 人暮らしである．入院前，母方の祖父母が近くに住んでおり，G くんを預けることがあった	・付き添う家族は，G くんの病状や予後に対する不安をかかえながら，不自由で慣れない入院生活を余儀なくされる．母親の疲労度を把握し，休息をとれる配慮が必要である
2）養育者の役割・関係性 ・おもな養育者は母親である ・父親は週末に面会に来ている ・母親の疲労が蓄積しており，日中の付き添いについて母方祖の父母と調整中である ・G くんの入院中，兄は母方の祖父母と生活をともにしている ・兄「自分だけ楽しい思いはできない．G ががんばっているから」と母方の祖母に話している ・祖母「（兄の様子について）家では我慢している」	・G くんの入院の目的について，入院時に親から兄へ伝えられている．兄には，我慢している様子がみられている．G くんの長期的な入院に伴い，寂しさや孤独感などの思いをかかえていくことが予測される．兄は，G くんのためにいい子でいようと我慢し続けることで，今後，身体的なストレス症状を起こす可能性もある．兄の身体面，心理面，行動面に変化がないか，サインがないか，母親や父親の面会の時に情報収集を行っていく

アセスメント項目と G くんの情報	G くんのアセスメント
3）学校，クラブでの役割や関係	

> **ワンポイント　アドバイス**
>
> 小児がんは，入院が長期化すること，入退院を繰り返すことが多く，抗がん剤の副作用などで，学習を継続することが困難になる場合もある．こうした制限があるなかでも，学習を続けられる環境であるのかについてアセスメントをすることが重要である．

| 〈入院後〉
・院内学級に通っている
・易感染状態で病室外に出られない場合，訪問授業を行っている
・病室は個室である | ・入院中の学習支援は，院内学級と連携し，病状や体調を考慮しながら，学習意欲を高めていくことが必要である
・個室入院は G くんへの感染予防である．化学療法の副作用による骨髄抑制が進行すると易感染状態となることから，予防的に個室入院となっている．個室入院や面会制限によって，家族だけでなく，友人との交流も断たれ，必要な社会経験が不足しやすい状況となる．G くんの発達課題や社会性が停滞しないような支援が必要である |

アセスメントの結論

・長期間にわたりストレスにさらされるなかで，家族の対処行動がはかれるように支援していく必要がある

9.　セクシュアリティ-生殖パターン

> **ワンポイント　アドバイス**
>
> 現時点では適用しうる妊孕性温存療法はないが，今後どのようなインフォームドコンセントが必要なのか，多職種でアセスメントしていくことが重要である．

| ・小児がんにおける妊孕性温存療法のアルゴリズムでは，思春期前の G くんに対して，現時点で適用しうる妊孕性温存療法はない | ・現時点では適用しうる妊孕性温存療法はない
・思春期を迎える G くんは，子どもを育てるイメージをもてない状況で，妊孕性温存として精子保存の必要性を決断することに迷いが生じる可能性がある |

アセスメントの結論

・多職種で G くんの両親に向けたインフォームドコンセントのあり方を検討し，思春期を迎える段階においては妊孕性温存療法に関する情報提供をしていく必要がある

10.　コーピング-ストレス耐性パターン

| 〈化学療法 7 日目（2 クール目）〉
・G くんは，内服時刻になると「飲みたくない」と，口を閉じてしまうことがある
・院内学級に通いはじめているが，倦怠感や嘔吐があるため，病室での学習となっている | ・G くんのストレスは，症状や治療・検査がもたらす身体的苦痛や，恐怖心，日常生活の制限，新たな友人関係や医療者との関係などが複合的に影響して生じている
・G くんは化学療法 2 クール目の治療中である．1 クール目の経験を一緒に思い出し，G くんなりの対処行動を探せるような支援が必要である |

アセスメント項目と G くんの情報	G くんのアセスメント
	・G くんがストレスを蓄積しないように，悲しみや怒りをぶつけるなどの感情を表出できる機会をもてるようにしていく

アセスメントの結論

・化学療法に伴う苦痛を軽減するための対処方法を獲得できるように支援していく必要がある

11．価値-信念パターン

1）子どもの価値・信念 ・受け持ち看護師が作成した手洗いとうがいの「シール帳」に毎日シールを貼っている	・G くんが毎日継続している手洗いとうがいの「シール帳」は，G くん自身ががんばれたと目で見て実感することができ，G くんの自信につながる ・繰り返される検査や処置において，G くん自身が治療や入院生活について意思決定できる場面を可能なかぎり設け，尊重することが必要である
・血液データの結果を「自分ノート」に記載している ・検査や処置のときは，プロ野球選手のサインボールを持参して受けている	・骨髄抑制の回復は，検査データより予測できる．G くんは，「自分ノート」に血液データの結果を記載し，自らの身体状態を理解できるように行動している．このような「自分ノート」は，見通しや目標を立てて入院生活を送ることに役立てることができる
2）養育者の価値・信念 ・母親「兄のことも心配していて．修学旅行も楽しみにしているから，荷物の準備は一緒にしようねと電話で話したところでした」	・きょうだいの学校行事に目を向け，母親役割を遂行することができている

アセスメントの結論

・苦痛症状により，G くんの自己効力感が低下する可能性がある
・きょうだいに対する親役割を遂行できるように，母親を支援していく必要がある

📋 看護問題の明確化

#1 骨髄抑制によって感染防御が低下し，易感染状態にある

≫ 根拠となるアセスメント

「健康知覚-健康管理パターン」より

・感染予防行動や内服の必要性について，G くんの発達段階に応じた説明が必要である
・化学療法に伴うストレスをかかえながらも，予防行動などの療養生活にも前向きに取り組めるためのかかわりが必要である

「栄養-代謝パターン」より

・骨髄抑制能による感染防御の低下，嘔吐症状に伴う脱水により，電解質異常が生じる可能性がある

「価値－信念パターン」より

・苦痛症状により，Gくんの自己効力感が低下する可能性がある

#2 嘔吐による経口摂取困難があり，食事摂取量と水分摂取量が低下している

>> 根拠となるアセスメント

「栄養－代謝パターン」より

・骨髄抑制能による感染防御の低下，嘔吐症状に伴う脱水により，電解質異常が生じる可能性がある
・口内炎や味覚障害などにより，栄養摂取量の低下や嗜好の変化がみられる

「排泄パターン」より

・腫瘍崩壊症候群に伴う尿酸値の上昇と，腎障害の合併の可能性がある
・肛門周囲の粘膜を損傷する可能性がある

#3 外界からの刺激の遮断による不適応症状をきたすおそれがある

>> 根拠となるアセスメント

「活動－運動パターン」より

・化学療法に伴う骨髄抑制による貧血や，さまざまな要因から倦怠感が生じ，活動の低下をまねいている

「睡眠－休息パターン」より

・化学療法に伴う嘔吐症状が持続することで睡眠が不足し，活動と休息のバランスを保つことが難しい

「認知－知覚パターン」より

・苦痛症状への対処行動について一緒に考え，Gくんが意思決定できるように支援していく

「自己知覚－自己概念パターン」より

・新たな人間関係を形成していけるように支援していく必要がある

「コーピング－ストレス耐性パターン」より

・化学療法に伴う苦痛を軽減するための対処方法を獲得できるように支援していく必要がある

#4 長期的な治療に対して，家族が不安をかかえている

>> 根拠となるアセスメント

「役割－関係パターン」より

・長期間にわたりストレスにさらされるなかで，家族の対処行動がはかれるように支援していく必要がある

「セクシュアリティ－生殖パターン」より

・多職種でGくんの両親に向けたインフォームドコンセントのあり方を検討し，思春期を迎える段階においては妊孕性温存療法に関する情報提供をしていく必要がある

「価値－信念パターン」より

・きょうだいに対する親役割を遂行できるように，母親を支援していく必要がある

G くんの関連図

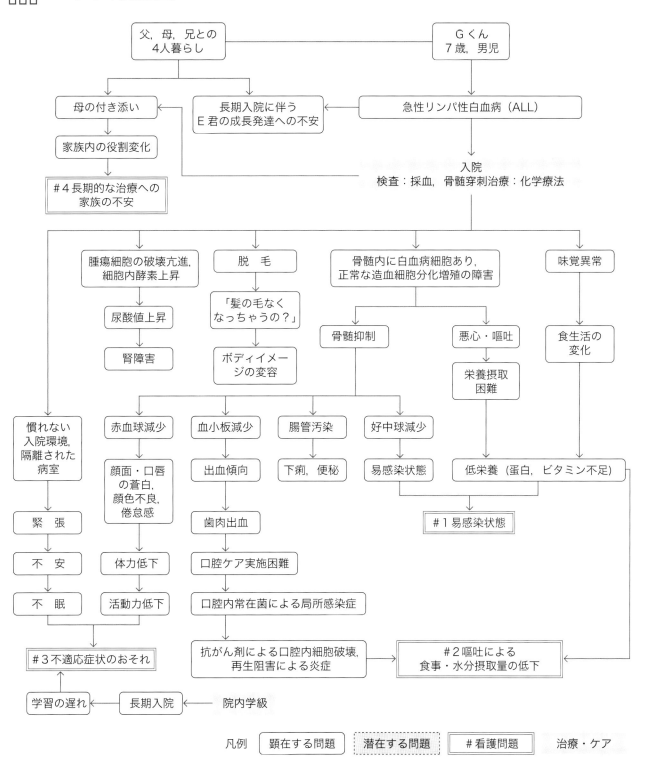

凡例　　顕在する問題　　潜在する問題　　#看護問題　　治療・ケア

看護介入のポイント ···

#1 骨髄抑制によって感染防御が低下し，易感染状態にある

・感染予防行動の必要性について，感染予防行動に関するリーフレットなど視覚的に理解できるような媒体を用いて説明する

・感染予防行動の継続と習慣化のために，楽しみや賞賛の要素を加えたカレンダーなどを作成する

#2 嘔吐による経口摂取困難があり，食事摂取量と水分摂取量が低下している

・悪心や嘔吐がある場合，無理に食事を進めない．また，食事の配膳のタイミングを考える，小さなおにぎりにして食べやすい量にするなど，Gくんが食事に向かえるような工夫をする

・Gくんの希望にあわせて，部屋の温度，湿度，音，におい，換気，照明など，病室内の環境を調整する

・悪心時や嘔吐時の対処行動についてGくんと一緒に考える．また，深呼吸によって緊張がやわらぐことを伝える

・化学療法中は肛門周囲の皮膚トラブルが生じやすいことから，排便後の清潔保持をはじめ，感染予防に努める

#3 外界からの刺激の遮断による不適応症状をきたすおそれがある

・悪心や嘔吐，食欲不振，睡眠障害などの複合的な症状から生じる倦怠感に対して，環境調整と日常生活の援助を行う．たとえば，Gくんと一緒に，活動と休息のバランスを保てる生活スケジュールを考えたり，Gくんが好む気分転換の方法を取り入れたりするとよい

#4 長期的な治療に対して，家族が不安をかかえている

・付き添いや面会，きょうだいの世話などへの両親の不安や負担を把握し，解決方法をともに考え，社会資源を提示する

・治療への家族の理解度や疑問，きょうだいの身体面，心理面，行動面について把握する

[事例 1 の文献]

・阿部雪子，定平知江子（2020）：case20　排便のためにちゃんと洗っているんです！　頻繁な排便への対応．「見逃してはいけない！小児看護の落とし穴」．東京都立小児総合医療センター看護部編，pp132-139，医学書院．

・入江　亘，横島里早（2019）：幼児期の成長・発達に応じた看護．「新体系看護学全集　小児看護学①　小児看護学概論／小児保健」．小林京子，他編，第 6 版，pp176-192，メヂカルフレンド社．

・金子一成（2009）：脱水症．「ナースのための小児の病態生理事典」．山城雄一郎監修，pp22-29，へるす出版．

・金子一成（2012）：乳幼児の急性胃腸炎に対する輸液療法．「すぐに使える小児輸液実践ハンドブック」．金子一成編，pp64-74，中外医学社．

・古賀将平，丸山浩枝（2019）：下痢が続いているときの食事指導と経口補水療法．小児看護，42（2）：170-174．

・国立感染症研究所（2020）：定期予防接種スケジュール（2020 年 10 月 1 日～）．
https://www.niid.go.jp/niid/images/vaccine/schedule/2020/JP20201001_01.jpg（2021 年 1 月 26 日最終アクセス）

・奈良間美保（2020）：幼児．「系統看護学講座　専門分野Ⅱ　小児看護学 [1] 小児看護学概論　小児臨床看護総論」．奈良間美保編，第 14 版，pp92-108，医学書院．

・清水俊明（2015）：急性胃腸炎．「ナースの小児科学」．佐地勉他編，第 6 版，pp354-356，中外医学社．

・鈴木千衣（2016）：遊びの援助技術．「看護実践のための根拠がわかる 小児看護技術」．添田啓子，他編，第 2 版，pp18-24，メジカルフレンド社．

・武田英二（2013）：第 3 章　小児の栄養．「標準小児科学」．内山　聖監修，第 8 版，pp26-28，医学書院．

・竹本康二（2017）：44　脱水．「発達段階からみた　小児看護過程＋病態関連図」．浅野みどり，他編，第 3 版，pp705-719，医学書院．

・田中敏明（2010）：「新しい小児の臨床検査基準値ポケットガイド」．じほう．

・横山由美（2016）：衣生活．「看護実践のための根拠がわかる　小児看護技術」．添田啓子，他編，第 2 版，pp153-157，メジカルフレンド社．

[事例 2 の文献]

・奈良間美保（2020）：幼児．「系統看護学講座　専門分野Ⅱ　小児看護学 [1]　小児看護学概論　小児臨床看護総論」．奈良間美保編，第 14 版，pp92-108．

・石川紀子，峯田周幸（2020）：耳鼻咽喉疾患と看護．「系統看護学講座　専門分野Ⅱ　小児看護学 [2]　小児臨床看護各論」．奈良間美保編，第 14 版，pp470-483，医学書院．

・入江　亘，横島里早（2019）：幼児期の成長・発達に応じた看護．「新体系看護学全書　小児看護学 1　小児看護学概論／小児保健」．小林京子，他編，第 6 版，pp175-192，メジカルフレンド社．

・中田　諭（2019）：周術期における小児と家族の看護．「新体系看護学全書　小児看護学 2　健康障害をもつ小児の看護」．小林京子，他編，第 6 版，pp132-141，メジカルフレンド社．

・齊藤彩乃，山田由佳（2015）：感覚器疾患　アデノイド増殖症．「小児看護ケアマニュアル」．五十嵐　隆編，pp165-167，中山書店．

・齊藤彩乃，他（2015）：感覚器疾患　扁桃肥大．「小児看護ケアマニュアル」．五十嵐　隆編，pp168-173，中山書店．

・工藤典代（2010）：子どものみみ・はな・のどの診かた．南山堂．

・田中敏章編（2009）：新しい小児の臨床検査基準値ポケットガイド．じほう．

・平田美佳（2020）：小児のプレパレーション．「見てできる臨床ケア図鑑　小児看護ビジュアルナーシング」．大塚　香，他編，pp106-114，学研．

[事例 3 の文献]

・木村武司，田尻　仁（2020）：小児炎症性腸疾患の特殊性．小児内科，52(9)：1163-1166．

・佐藤真教（2020）：炎症性腸疾患の治療　ステロイド薬．小児内科，52(9)：1241-1244．

・虻川大樹（2020）：炎症性腸疾患の診断基準・治療指針　小児潰瘍性大腸炎．小児内科，52(9)：1215-1222．

・西澤拓哉，他（2020）：小児炎症性腸疾患の臨床症状．小児内科，52(9)：1177-1181．

・荻野美和子，根岸歳美（2011）：潰瘍性大腸炎．「新看護観察のキーポイントシリーズ　小児Ⅱ」．桑野タイ子，本間昭子編，中央法規出版，pp159-167.

・丸　光恵（2005）：思春期患者の発達課題と看護．小児看護，28(2)：137-144.

・清水凡生（2002）：思春期とは何か．からだの科学，（225）：20-23.

・渡辺　亘，一丸藤太郎（2002）：思春期のこころの変化．からだの科学，（225）：28-31.

・丸　光恵（2020）：第 5 章　思春期・青年期の子ども．「系統看護学講座　専門Ⅱ　小児看護学概論　小児臨床看護総論　小児看護学①」．奈良間美保，他編，第 13 版，医学書院，pp124-144.

・二宮啓子（2019）：思春期の人々の成長・発達と看護．「ナーシング・グラフィカ　小児看護学①　小児の発達と看護」．中野綾美編，第 2 版，メディカ出版，pp150-165.

［事例 4 の文献］

・口分田政夫（2008）：重症心身障害児（者）　小児科医に必要な知識　栄養管理，水電解質管理．小児内科，40（10）：1595-1599.

・平元　東（2008）：重症心身障害児（者）　小児科医に必要な知識，全身管理の全般的な注意点．前掲 1），1589-1594.

・宮川哲夫（2008）：重症心身障害児（者）　小児科医に必要な知識，呼吸理学療法．前掲 1），1626-1630.

・小西　徹（2008）：重症心身障害児（者）　小児科医に必要な知識，過緊張に対する筋弛緩薬治療．前掲 1），1642-1644.

・田中裕次郎，岩中　督（2008）：重症心身障害児（者）　小児科医に必要な知識，胃瘻増設．前掲 1），1673-1676, 2008.

・横地健治（2010）：脳性麻痺の早期発見と鑑別診断．小児内科，42（3）：379-382.

・倉田慶子，他（2018）：特集　小児の訪問看護と在宅サポート．小児看護，臨時増刊号，41（8）.

［事例 5 の文献］

・舟島なをみ，望月美知代（2017）：看護のための人間発達学．第 5 版，医学書院.

・服部祥子（2000）：生涯人間発達論．医学書院.

・西尾利之（2019）：ネフローゼ症候群．「内科医・小児科研修医のための　小児救急治療ガイドライン」．市川光太郎，天本正乃編，改訂第 4 版，診断と治療社，pp364-370.

・日本小児腎臓病学会（2013）：小児特発性ネフローゼ症候群診療ガイドライン 2013．診断と治療社，2013．http://minds4.jcqhc.or.jp/minds/Nephrosis/CPGs_INSC.pdf（最終アクセス：2021 年 1 月 7 日）

・山口佳子，他編（2016）：エビデンスに基づく　小児看護ケア関連図．中央法規出版，pp138-145.

［事例 6 の文献］

・白木和夫，高田　哲編（2018）：ナースとコメディカルのための小児科学．第 6 版，日本小児医事出版社.

・奈良間美保，他（2020）：系統看護学講座　専門分野Ⅱ　小児看護学 2　小児臨床看護各論．第 14 版，医学書院.

・中野綾美編（2019）：ナーシング・グラフィカ　小児看護学①　小児の発達と看護．第 6 版，メディカ出版.

・中村友彦編（2017）：ナーシング・グラフィカ　小児看護学③　小児の疾患と看護．第 2 版，メディカ出版.

・内山　聖監修，原　寿郎，他編（2013）：標準小児科学．第 8 版，医学書院.

・Gordon M 著，江川隆子監訳（2006）：ゴードン博士の看護診断アセスメント指針　よくわかる機能的健康パターン．第 2 版，照林社.

［事例 8 の文献］

・丸光　恵（2012）：ココからはじめる小児がん看護．へるす出版.

・日本小児がん看護学会（2019）：小児がん看護　ケアガイドライン 2018．http://jspon.sakura.ne.jp/download/jspon_guideline/（最終アクセス：2021/3/9）

・日本癌治療学会編（2017）：小児，思春期・若年性がん患者の妊孕性温存に関する診療ガイドライン．金原出版，pp94-96.

索引

あ

アイデンティティ 30
アセスメント 5
アタッチメント 27
アタッチメント理論 27
アニミズム思考 29
愛着形成 31
インタビュー 21, 22
インフォームドアセント 34
インフォームドコンセント 34
院内入院 37
エリクソン（Erikson EH）.................... 27, 28
栄養−代謝パターン 11, 15
栄養状態 11

か

価値−信念パターン 13, 19
家族 4
学童期 29, 32
活動−運動パターン 12, 16
看護過程 5, 6
看護介入 7
看護診断 6
看護問題 5, 21
観察 24
帰属意識 30, 33, 36
基本的生活習慣 11
機能的健康パターン 8, 11
客観的情報 22
形式的操作期 33
計画立案 7
健康 3
健康管理 11
健康知覚−健康管理パターン 11, 14

ゴードン（Gordon M）........................... 8
コーピング−ストレスパターン
.... 13, 18
コミュニケーション 23
子どもの権利条約 34

さ

自我発達理論 27
自己知覚−自己概念パターン 12, 17
自己中心的思考 29, 31
実施 7
主観的情報 22
修正 7
小児の環境 13, 19
小児看護学 2
情報収集 5, 21
スクリーニングアセスメント 20, 21
睡眠−休息パターン 12, 16
セクシュアリティ−生殖パターン
.... 12, 18
生活 3
成長 26
粗大運動 27
相互作用 27

た

トイレットトレーニング 11, 29
第二次性徴 30

な

喃語 27
認知−知覚パターン 12, 17
認知発達理論 27

乳児期 27, 31

は

排泄パターン 11, 15
発達 3, 26
　　──の個人差 26
　　──の方向性 26
　　──の臨界期 26
　　──の連続性 26
発達段階 3, 13
ピアジェ（Piajet J）......................... 27, 28
微細運動 27
評価 7
フォーカスアセスメント 20, 21
プレパレーション 34
分離不安 31
ボウルビィ（Bowlby J）.................. 27, 28, 31

ま

面接 21, 22
目標設定 7

や

役割−関係パターン 12, 18
幼児期 29, 31

ら

臨界期 26
思春期 30, 32

発達段階を考えたアセスメントにもとづく
小児看護過程　第2版　　　　　　ISBN978-4-263-23755-7

2012 年 6 月 25 日　　第 1 版第 1 刷発行
2020 年 10 月 10 日　　第 1 版第 10 刷発行
2021 年 9 月 25 日　　第 2 版第 1 刷発行

編　著　茎　津　智　子
発行者　白　石　泰　夫

発行所　医歯薬出版株式会社

〒113-8612　東京都文京区本駒込1-7-10
TEL. (03)5395-7618(編集)・7616(販売)
FAX. (03)5395-7609(編集)・8563(販売)
https://www.ishiyaku.co.jp/
郵便振替番号 00190-5-13816

乱丁，落丁の際はお取り替えいたします　　　　印刷・あづま堂印刷／製本・明光社

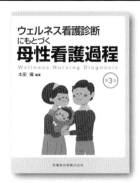

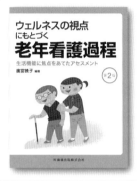

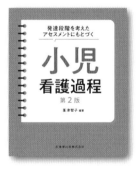

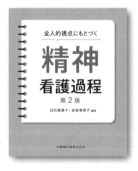